Dr. med. Bernhard Dickreiter
RAUS AUS DER INSULINFALLE

DR. MED. BERNHARD DICKREITER

Raus aus der Insulin-Falle

Insulin-resistenz und Diabetes

vorbeugen & heilen

herbig

Bildnachweis
Mit 6 Grafiken von Markus Weber/Guter Punkt GmbH & Co KG, München, www.guter-punkt.de (S. 41, 44, 46, 49, 50, 105).
Mit 2 Illustrationen von Anna Dickreiter (S. 21 und S. 64).

Impressum
Umschlaggestaltung von Gramisci Editorial Design, München/Sandra Gramisci unter Verwendung einer Illustration von gettyimages (© We Are)

Gedruckt auf chlorfrei gebleichtem Papier

MIX
Papier | Fördert gute Waldnutzung
FSC® C014889

Pfizerstraße 5–7, 70184 Stuttgart
kosmos.de/servicecenter
Dieses Werk wurde durch die Literaturagentur Beate Riess vermittelt.

ISBN 978-3-96859-080-6
Projektleitung: Nicole Schmeißer
Redaktion und Lektorat: Ulrike Burgi, Köln, *lektorat-burgi.de*
Gestaltungskonzept, Gestaltung und Satz: VerlagsService Dietmar Schmitz, Erding
Produktion: Vanessa Frömmig
Druck und Bindung: Friedrich Pustet GmbH & Co. KG, Regensburg
Printed in Germany / Imprimé en Allemagne

Inhalt

Die »überraschende« Diagnose eines Diabetes

Ich doch nicht! Ich lebe doch gesund! Das waren die ersten Gedanken, die der 48-jährigen Lena durch den Kopf schossen, als sie von ihrem Hausarzt überraschend die Diagnose Typ-2-Diabetes erhielt. Auf der Geburtstagsfeier meiner Nichte setzte sie sich neben mich und schilderte mir ihre gesundheitlichen Probleme. Solche »Sprechstunden« sind für mich keine Seltenheit, und so nutzte auch Lena das Familienfest für ein ärztliches Beratungsgespräch. Nach ihren Schilderungen litt sie in den letzten Monaten in beiden Füßen an Missempfindungen, die bis zur Mitte der Waden hinaufreichten. Das Kribbeln und das Kältegefühl empfand sie als sehr störend. Auch ihre allgemeine Leistungsfähigkeit hatte nachgelassen. Sie war bei Weitem nicht mehr so fit wie früher.

Nach der Auswertung ihrer Laborwerte teilte der Hausarzt ihr die Diagnose mit: Typ-2-Diabetes, mit einer bereits deutlichen peripheren Polyneuropathie (Nervenschädigung) an beiden Beinen. Bei Lena hatte demnach der Typ-2-Diabetes bereits Folgeschäden an den Nerven beider Füße und Unterschenkel ausgelöst, bevor er überhaupt diagnostiziert wurde.

»Wie kann es sein«, fragte mich Lena, »dass ich von meiner Zuckerkrankheit nichts bemerkt habe und es bei mir trotzdem schon zu solchen Schäden gekommen ist?«

Als Internist und Chefarzt einer Rehaklinik habe ich jahrzehntelang Patienten mit Typ-2-Diabetes behandelt. Die vielfältigen Folgeerkrankungen und schwerwiegenden Komplikationen dieser Stoffwechselerkrankung waren mir weitreichend bekannt. »Bis ein Typ-2-Diabetes diagnostiziert wird«, erklärte ich Lena, »besteht bei den Betroffenen in aller Regel seit längerer Zeit eine ausgeprägte und dauerhafte Störung des Glukosestoffwechsels. Blutzucker und Insulin sind bereits chronisch erhöht, ohne dass die Betroffenen direkte Beschwerden verspüren.«

In dieser Phase besteht bereits ein Prädiabetes mit einer Insulinresistenz oder ein Typ-2-Diabetes. Während einer Insulinresistenz kommt es infolge des gestörten Glukosestoffwechsels zu einer oft fortgeschrittenen Verzuckerung von Proteinen (Eiweißen) und Lipiden (Fetten) im Körper. Die Folge: Erhebliche negative Veränderungen in den Blutgefäßen, in der extrazellulären Matrix (Zellzwischenraum) und in den Zellen. Diese unbemerkten »Verzuckerungen« bergen eine große gesundheitliche Gefahr, denn sie führen bereits vor der Diagnose zu Schädigungen der Blutgefäße, der Nerven und der Zellen. Genau das war bei Lena der Fall. Zum Zeitpunkt ihrer Diagnose hatte sie schon solche Verzuckerungen. Über diesen Sachverhalt war sie total überrascht und fand ihn gleichsam erschreckend. Nie hatte sie von der schwerwiegenden Problematik einer Insulinresistenz gehört. »Da denkt man, man lebt ziemlich gesund, und dann kommt so was aus heiterem Himmel!« Lena schüttelte den Kopf.

Aber hier irrte sie sich. Ihre bisherige Lebensweise war eben nicht gesund. Ja, sie rauchte nicht und trank kaum Alkohol, aber sie ernährte sich vorwiegend von schnellen Kohlenhydraten wie Weißbrot, Pizza und Nudeln. Rasch mal beim Bäcker etwas Süßes zum Kaffee – das gehörte bei ihr genauso dazu wie die fehlende Bewegung in ihrem Alltag. Manchmal kam es vor, dass sich Lena die ganze Woche über kaum bewegte, da sie alle Wege mit dem Auto zurücklegte. Ihre stetige Gewichtszunahme hatte sie auf die beginnenden Wechseljahre geschoben.

»Und was wäre jetzt die beste Therapie für mich?«, fragte sie.

Zu ihrem Erstaunen erklärte ich ihr, dass es in der Therapie unterschiedliche Auffassungen und Herangehensweisen gebe. In der ärztlichen Behandlung des Typ-2-Diabetes steht oft die medikamentöse Einstellung des Blutzuckers im Vordergrund. Fallen dann in den Laboruntersuchungen die Blutzuckerwerte im Blut relativ normal aus, so scheint alles gut zu sein. Der erhöhte Blutzucker ist jedoch nur ein Teil der gesamten Problematik, und dessen medikamentöse Absenkung ist keineswegs eine ursächliche Therapie. Die fatale Annahme: »Sind die Blutzuckerwerte weitgehend normalisiert, dann ist alle im Lot«, trifft aber leider nicht zu. Diabetes-Medikamente senken zwar den Blutzucker, setzen jedoch nicht an den Ursachen der Insulinresistenz und des Typ-2-Diabetes an. Folglich handelt es sich hierbei lediglich um eine Symptomtherapie. Die starke Fixierung auf den Blutzucker in der Behandlung des Typ-2-Diabetes rief schon früh Kritiker auf den Plan. Denn: Wohin leiten die Medikamente die Glukose aus dem Blut? Die Glukose löst sich ja nicht einfach in Luft auf.

»Aber«, sagte ich zu Lena, »die viel wichtigere Frage lautet: Wodurch wird eine Blutzuckererhöhung überhaupt ausgelöst?«

Damit kein Missverständnis aufkam, erklärte ich ihr, dass eine kurzfristige, medikamentöse Therapie nach der Diagnose eines Typ-2-Diabetes zur Vermeidung akuter Komplikationen natürlich sinnvoll ist. Zur Heilung der Insulinresistenz und des Typ-2-Diabetes sowie zur Vermeidung von Folgekomplikationen ist langfristig jedoch eine ursächlich wirksame Therapie notwendig. Diese besteht vereinfacht gesagt vor allem aus einer gesunden Ernährung und ausreichend körperlicher Bewegung. Die konsequente, tägliche Umsetzung dieser beiden Faktoren führt recht bald zu einem besseren Glukosestoffwechsel. Umgekehrt führt eine fortwährende Fehlernährung in Kombination mit einem Bewegungsmangel sehr rasch in eine Insulinresistenz und mit der Zeit in einen Typ-2-Diabetes.

»Wenn du deine gesundheitlichen Probleme in den Griff bekommen willst«, verdeutlichte ich Lena, »musst du selbst aktiv werden. Du musst dich in die Therapie einbringen.«

Meine ernsten Worte verfehlten nicht ihre Wirkung. Als wir uns am Ende der Familienfeier verabschiedeten, hatte Lena verstanden, dass sie ihre Lebensweise ändern muss. Nur so hat sie die Chance, ihren Typ-2-Diabetes wieder loszuwerden und somit geheilt zu werden. Ansonsten wird sie dasselbe Schicksal erleiden wie heute Millionen ihrer Landsleute: chronisch krank infolge einer Insulinresistenz, eines Typ-2-Diabetes und deren Folgeerkrankungen.

Von einer seltenen Krankheit zum Volksleiden

Das Schicksal von Lena ist kein Einzelfall. Mit einer Insulinresistenz oder einem Typ-2-Diabetes hat sie viele Leidensgenossen. Patienten mit einer Glukosestoffwechselstörung sind heute in Arztpraxen sehr zahlreich vertreten – in Zukunft sicher noch viel zahlreicher. Dabei war der Typ-2-Diabetes in Deutschland einmal eine seltene Erkrankung. 1950 lag den Statistiken nach die Anzahl der Patienten mit dieser Erkrankung bei nahezu gleicher Einwohnerzahl wie heute bei unter fünfhunderttausend. In den folgenden Jahrzehnten stiegen mit dem zunehmenden Wohlstand die Fallzahlen Jahr für Jahr kontinuierlich an, sodass es heute laut der Deutschen Diabetes Gesellschaft über 10 Millionen diagnostizierte Patienten mit Typ-2-Diabetes sind. Zusätzlich muss aber noch von einer erheblichen Dunkelziffer ausgegangen werden, da eine Insulinresistenz oder ein Typ-2-Diabetes bei vielen schon besteht, jedoch noch nicht diagnostiziert wurde – wie auch im Fall von Lena. Damit kommt dieser Erkrankung die Bedeutung einer schwerwiegenden Volkskrankheit zu, die viel Leid erzeugt und für das Gesundheitssystem eine große ökonomische Herausforderung darstellt.

Weltweit beläuft sich die Anzahl der Patienten mit einem Typ-2-Diabetes auf über fünfhundert Millionen. Aber wie konnte es zu diesem erschreckenden Massenphänomen kommen? Was sind die Ursachen dieser fatalen Entwicklung?

Die Zivilisationskrankheiten, zu denen auch der Typ-2-Diabetes zählt, werden vor allem durch die moderne Lebensweise verursacht. Auf eine Zeit großen Mangels folgte ab ca. 1955 eine Periode des zunehmenden Wohlstands. Sie brachte mit sich: eine vermehrte Fehl- und Überernährung, einen zunehmenden Bewegungsmangel, eine chronische Stressbelastung und eine mangelnde Regeneration. Die Veränderung der Lebensweise führte zu einem Wandel des Krankheitsspektrums: von den früher häufigen Infektionskrankheiten hin zu den heutigen zahlreichen chronischen Zivilisationskrankheiten.

Der Wohlstand entwickelte sich langsam, sodass sich der Wandel des Krankheitsspektrums ebenfalls langsam vollzog. Auch dauerte es damals in der Regel bei den Betroffenen Jahrzehnte, bis eine Zivilisationskrankheit, z. B. eben Typ-2-Diabetes, ausbrach. Aus diesem Grund wurde vor nicht allzu langer Zeit der Typ-2-Diabetes noch als Altersdiabetes bezeichnet, da nahezu ausnahmslos ältere Personen von dieser Erkrankung betroffen waren. In den letzten Jahren zeigte sich jedoch, dass zunehmend jüngere Erwachsene und bereits auch schon Kinder betroffen sind. Diese Entwicklung ist relativ neu, und so gab es gute Gründe für den Namenswechsel: Von der Bezeichnung Altersdiabetes hin zu der heutigen Bezeichnung Typ-2-Diabetes.

Insulinresistenz und Typ-2-Diabetes – wie gehört das zusammen?
Ernährungsfehler, die wiederholt oder dauerhaft zu einem erhöhten Blutzucker führen, bewirken eine vermehrte Ausschüttung von Insulin in der Bauchspeicheldrüse und damit einen erhöhten Insulinspiegel im Blut. Mit der Zeit verliert das Insulin jedoch seine Wirkung, da die Zellen nicht mehr gut darauf ansprechen, sodass das Einschleusen der Glukose in die Zellen zunehmend vermindert oder gestört ist. Das Insulin senkt den Blutzucker nun nur noch unzureichend, wodurch die Bauchspeicheldrüse noch mehr Insulin produziert – was früher oder später in den Typ-2-Diabetes führt.

Bei der modernen Lebensweise spielen sich die krankhaften Veränderungen im Organismus in viel kürzeren Zeiträumen ab. Deshalb erhalten immer mehr Betroffene in sehr viel früheren Lebensjahren die Diagnose einer Insulinresistenz oder eines Typ-2-Diabetes. Bei einigen jungen Menschen und auch bei Kindern ist die gleiche Entwicklung zu beobachten: Die Anzahl der Kinder mit Typ-2-Diabetes wird mittlerweile auf mehrere Tausend in

Deutschland geschätzt. Auch die Folgeerkrankungen und Folgekomplikationen wie Nervenschäden, Nierenschäden, Netzhautschäden (Retinopathie), Durchblutungsstörungen der Beine, Herz-Kreislauf-Schäden mit Arteriosklerose (Gefäßverengung), Herzinfarkt und Schlaganfall treten deshalb immer mehr auch bei jüngeren Patienten auf. Diese Entwicklung ist verheerend. Kinder waren früher fast ausschließlich von dem sogenannten Typ-1-Diabetes betroffen, der völlig andere Ursachen hat.

Gesunde und krankmachende Kohlenhydrate

»Was für ein Zucker ist denn Glukose, und was sind gute und schlechte Kohlenhydrate?«, wollte Lena während unseres Gesprächs von mir wissen. Sie blickte auf ihren Teller, auf den sie sich vom Buffet Salat, Gemüse und Kartoffelsalat angerichtet hatte. »Manchmal«, sagte sie, »hört man ja die folgende Empfehlung: ›Essen Sie viel Gemüse und Salat, aber lassen Sie die Kohlenhydrate weg.‹ Also mache ich das hier gerade richtig?«

»Jein«, sagte ich.

Diese Empfehlung ist sachlich und fachlich so nicht richtig. Sowohl für das Verstehen der Insulinresistenz und des Typ-2-Diabetes als auch für deren Prävention und Therapie sind gründliche Kenntnisse über die Kohlenhydrate unerlässlich.

Was sind eigentlich Kohlenhydrate?

Pflanzen bauen mithilfe von Sonnenenergie aus Kohlenstoff und Wasser unterschiedliche Zuckerbausteine auf. Von dem Kohlenstoff stammt die Bezeichnung Kohlenhydrate. Der häufigste Baustein ist Glukose, die von den Pflanzen zu unterschiedlich langen Ketten wie zu Stärke (Glykogen) oder Cellulose verknüpft wird. Somit hat man es bei Kohlenhydraten mit einzelnen Zuckerbausteinen (z. B. Glukose, Fruktose) sowie mit unterschiedlich langen Zuckerketten zu tun. Daraus resultiert die folgende Einteilung in einfache und komplexe Kohlenhydrate:

Einfache Kohlenhydrate. Darunter werden einzelne Zuckerbausteine (Monosaccharide), wie Glukose, Fruktose, Galaktose, oder die Verbindung von zwei Zuckerbausteinen (Disaccharide), wie z. B. Saccharose aus Glukose und Fructose, verstanden.

Komplexe Kohlenhydrate. Darunter werden lange Ketten mit vielen Zuckermolekülen verstanden. Diese bestehen aus Hunderten oder gar aus Tausenden von Glukosemolekülen, die unterschiedlich lange und unterschiedlich verknüpfte Ketten bilden. Sie kommen zum Beispiel im Salat oder im Gemüse vor und benötigen viel Zeit für ihren Abbau durch die Verdauung oder sind überhaupt nicht verdaulich.

Glukose kommt demnach in Nahrungsmitteln in sehr unterschiedlichen Arten vor. Deshalb trifft die Empfehlung »Essen Sie viel Gemüse und Salat, aber lassen Sie die Kohlenhydrate weg« schlicht nicht zu. Denn wie wir gerade gesehen haben, bestehen auch Gemüse und Salat aus Kohlenhydraten. Die große Bedeutung der Einteilung – einfache oder komplexe Kohlenhydrate – liegt in den unterschiedlichen Geschwindigkeiten, mit der Glukose nach einer Nahrungsaufnahme im Blut erscheint. Nach dem Verzehr von Süßigkeiten (Mono- und Disaccharide) und von Stärke (Weißmehlprodukte, Kartoffeln, Reis usw.) gelangt Glukose sehr schnell – innerhalb von wenigen Minuten – ins Blut. Beim Verzehr von Salat und Gemüse müssen die langen Ketten dagegen erst durch die Verdauung aufgespaltet und zerlegt werden. Dies benötigt Zeit, weshalb die Glukose aus komplexen Kohlenhydraten sehr viel langsamer und später im Blut erscheint. Das macht den entscheidenden Unterschied! Hinzu kommt, dass einige kohlenhydrathaltige Pflanzenfasern (Ballaststoffe) aus Salat, Gemüse oder Obst überhaupt nicht verdaut und abgebaut werden können.

Schnell ins Blut einschießende Glukose lässt den Blutzucker sehr rasch und unnatürlich hoch ansteigen. Als Reaktion darauf wird übermäßig viel Insulin ausgeschüttet, das die Glukose in die Zellen treibt und den Blutzucker nun sehr stark absenkt. Zwei Stunden nach einer solchen Mahlzeit kommt es deshalb oft zu einer Unterzuckerung im Blut, die eine Heißhungerattacke auslöst. Dann besteht der Drang, schnell etwas Süßes zu essen, und der Betroffene gerät dadurch rasch in eine »Kohlenhydratmast« mit einer kontinuierlichen Gewichtszunahme.

Eine andauernde Fehlernährung mit schnellen Kohlenhydraten führt zu dauerhaften Blutzucker- und Insulinerhöhungen. Dadurch werden anhaltende krankmachende Veränderungen ausgelöst: eine Insulinresistenz und letztlich ein Typ-2-Diabetes. Für die praktische Medizin macht deshalb die Einteilung in »schnelle und langsame Kohlenhydrate« anstelle von »einfachen und komplexen Kohlenhydraten« deutlich mehr Sinn. Denn das entscheidende Kriterium ist: Wie schnell schießt die Glukose nach dem Essen ins Blut und wie stark wird der Blutzucker dadurch in die Höhe getrieben. Für den Speiseplan ist bedeutsam, dass sich viele schnelle Kohlenhydrate in Süßigkeiten, Süßgetränken, Kartoffeln, Reis und Weißmehlprodukten wie Brot, Brötchen, Kuchen, Nudeln usw. finden. Viele langsame Kohlenhydrate dagegen in Gemüse, Salat, Nüssen und Obst.

In der Evolutionsbiologie (Entwicklungsbiologie) nahm der Mensch fast ausschließlich langsame Kohlenhydrate zu sich. Der Verzehr von schnellen Kohlenhydraten kam so gut wie nie vor, denn er stand die meiste Zeit schlicht nicht zur Verfügung. Nur selten hatten unsere Vorfahren in der Urzeit die Gelegenheit, etwas Honig oder große Mengen süßer Früchte zu verzehren. Aus diesem Grunde sind der Glukosestoffwechsel und die Blutzuckerregulation des menschlichen Organismus lediglich für den Verzehr von langsamen Kohlenhydraten ausgelegt. Nicht jedoch für die heute in großen Mengen tagtäglich verzehrten schnellen Kohlenhydrate.

Die Veränderung der ursprünglichen Ernährungsweise hin zu den schnellen Kohlenhydraten vollzog sich in mehreren Schritten. Zu der ersten größeren Veränderung in der Ernährung kam es durch den Getreideanbau vor ca. 10.000 Jahren. Zu der zweiten massiven Veränderung kam es vor ca. 150 Jahren mit dem zunehmenden Verzehr von Süßigkeiten, Süßgetränken und von Lebensmitteln aus Auszugsmehlen. Zu der dritten Veränderung kam es vor wenigen Jahrzehnten durch die allgemeine Bewegungsarmut, welche die krankmachenden Auswirkungen des zunehmenden Verzehrs von schnellen Kohlenhydraten stark beschleunigte. Mit diesen Veränderungen trat in der Bevölkerung das Phänomen der Insulinresistenz und des Typ-2-Diabetes immer häufiger auf.

Glykämischer Index (GI)

Vor ca. 40 Jahren führten die Erkenntnisse über die langsam und schnell resorbierbaren Kohlenhydrate zu der Einteilung der Nahrungsmittel nach dem sogenannten glykämischen Index. Zunächst wurde die Wirkung von 50 Gramm reiner Glukose auf den Blutzuckeranstieg bestimmt. Dieser Wert entspricht dem Maximalwert des Blutzuckeranstiegs für 50 Gramm Glukose – reiner geht es nicht – und wurde als Referenzwert mit 100 angegeben. Anschließend wurde der Blutzuckeranstieg bei Lebensmitteln gemessen, die 50 Gramm Kohlenhydrate zuführen, und der dadurch ausgelöste Blutzuckeranstieg prozentual an dem Referenzwert ausgerichtet.

Im glykämischen Index werden demnach die Lebensmittel in einer Skala von eins bis hundert nach der Wirkung auf den Blutzuckeranstieg im Vergleich zu 50 Gramm Glukose (GI von 100) eingeteilt. Ein hoher glykämischer Index bedeutet, dass die Glukose sehr schnell, und ein niedriger glykämischer Index, dass die Glukose sehr langsam im Blut erscheint.

Ein GI unter 50: Das Lebensmittel hat einen niedrigen GI.
Ein GI von 50 bis 70: Das Lebensmittel hat einen mittleren GI.
Ein GI von 70 bis 100: Das Lebensmittel hat einen hohen GI.

So weisen Kichererbsen einen GI von 10 und Äpfel einen GI von 39, Weißbrot dagegen einen GI von 95 und Reis einen GI von 89 auf. Der GI dient somit zur raschen Orientierung, wie schnell Glukose nach dem Verzehr von bestimmten Lebensmitteln im Blut ansteigt.

Der Nachteil des GI ist, dass er den Bezug auf die normalerweise gegessenen Portionen des Lebensmittels unberücksichtigt lässt. Er bezieht sich auf 50 Gramm Kohlenhydrate in einem Lebensmittel, unabhängig der üblichen Portionsgröße. So finden sich 50 Gramm Kohlenhydrate zum Beispiel in etwa 270 Gramm Kartoffeln, in 600 Gramm Aprikosen, in 460 Gramm Linsen oder in 600 Gramm Wassermelone. Wer verspeist aber 600 Gramm Wassermelone? So lässt eine normale Portion trotz des hohen GI den Blutzucker nicht wesentlich ansteigen. Dieser mangelnde Bezug des GI zur tatsächlichen Portionsgröße führte zur Einteilung der Lebensmittel nach der Glykämischen Last (GL).

Glykämische Last (GL)

Die glykämische Last kombiniert den glykämischen Index mit der Menge der Kohlenhydrate in einer üblichen Nahrungsportion. Dadurch ist die GL deutlich stärker realitätsbezogen als der GI. Sie wird bestimmt, indem man den GI eines Lebensmittels mit den Kohlenhydraten in Gramm einer üblichen Portion multipliziert und durch 100 dividiert.

GL = GI x Gramm Kohlenhydrate pro Portion geteilt durch 100.
So hat die zitierte Wassermelone einen GI von 75 (sehr hoher GI) und eine GL von 8 (sehr niedrige GL).

Interessanterweise haben nahezu alle naturbelassenen Nahrungsmittel eine niedrige GL. Die berühmten Ausnahmen sind der Honig und sehr süße Früchte. Verarbeitete Lebensmittel bekommen in der Regel durch die Verarbeitung eine hohe GL. Das ist ein Grund, weshalb wir die Nahrung so natürlich wie möglich belassen sollten, denn diese entspricht einer artgerechten Ernährung.

Die Typen des Diabetes mellitus

Diabetes mellitus steht für eine Störung des Glukosestoffwechsels. In der Medizin wurden die Symptome erstmalig von dem griechischen Arzt Galen (129–200 n. Chr.) beschrieben. Der Name Diabetes leitet sich aus dem Griechischen – »Durchfließen« – ab. Er rührt vom vermehrten Harndrang dieser Patienten. »Mellitus« kommt von *meliotos*, das »honigsüß« bedeutet und von dem süßen Geschmack des Urins dieser Patienten abgeleitet wurde. Der erhöhte Blutzucker läuft gewissermaßen in der Niere über und findet sich in großen Mengen im Urin, der dadurch einen süßen Geschmack aufweist. Ein Diabetes mellitus kann durch unterschiedliche Ursachen ausgelöst werden.

Typ-1-Diabetes

Der Typ-1-Diabetes betrifft nahezu ausschließlich Kinder und Jugendliche. Es handelt es sich hierbei um eine primäre Störung des Immunsystems, die zu einer Autoimmunerkrankung führt. Dabei greifen Abwehrzellen die insulinproduzierenden Zellen in der Bauchspeicheldrüse an und zerstören sie. Innerhalb kürzester Zeit kommt es zu einem totalen Ausfall der Insulinproduktion und zu einem absoluten Insulinmangel mit einer starken Erhöhung des Blutzuckers. Patienten mit einem Typ-1-Diabetes sind von Anfang an auf die Gabe von Insulin angewiesen, da dieser Diabetes mit einem totalen Ausfall von Insulin beginnt. Der Anteil des Typ-1-Diabetes beträgt am gesamten Diabetesspektrum etwa fünf Prozent und ist damit im Gegensatz zum Typ-2-Diabetes relativ selten.

Typ-2-Diabetes

Der Typ-2-Diabetes ist gekennzeichnet durch eine Insulinresistenz, wodurch die Glukose nicht ausreichend in die Zellen eingeschleust werden kann. In der Folge kommt es zu einer dauerhaften Erhöhung des Blutzuckers. Die Bauchspeicheldrüse verstärkt daraufhin die Insulinproduktion, um den Blutzucker doch noch zu senken. Somit geht der Typ-2-Diabetes zunächst längere Zeit mit einem erhöhten Insulin im Blut einher. Erst viel später, mit zunehmender Erschöpfung der insulinproduzierenden Zellen in der Bauchspeicheldrüse, kommt es zu einem Insulinmangel. Die Verursachung des Typ-2-Diabetes wird in einer Fehl- und Überernährung, in mangelnder Bewegung, chronischen Stresseinflüssen usw. gesehen, welche schleichend in den Typ-2-Diabetes führen. Über 90 Prozent aller Patienten mit Diabetes sind von dem Typ-2-Diabetes betroffen. In dem vorliegenden Buch wird in erster Linie auf den Typ-2-Diabetes eingegangen.

Typ-3-Diabetes

Diese sehr seltene Form entsteht aufgrund verschiedener Erkrankungen des Pankreas (Bauchspeicheldrüse), wie z. B. nach einer Entzündung mit Gewebezerstörung, nach Pankreastumoren, zystischer Fibrose, Hämochromatose usw. All diesen Erkrankungen ist gemeinsam, dass sie mit einer Zerstörung der insulinproduzierenden Zellen im Pankreas einhergehen. Bei den Patienten mit einem Typ-3-Diabetes ist deshalb früh eine Insulintherapie notwendig.

Typ-4-Diabetes (Schwangerschaftsdiabetes)

Als Typ-4-Diabetes wird ein Diabetes bezeichnet, der einmalig in der Schwangerschaft auftritt und sich nach der Geburt wieder einreguliert.

Der Typ-3- und der Typ-4-Diabetes machen zusammen weniger als fünf Prozent der gesamten Diabetesfälle aus.

Glukagon und Insulin – die Hauptregulatoren des Glukosestoffwechsels

Theodoridus Dobzkansky (1900–1975) wird folgender Satz zugeschrieben: »Nichts in der Biologie macht Sinn, außer man betrachtet es im Lichte der Evolution.« Tatsächlich ist die heutige Glukose- und Insulinproblematik nur tiefgründig zu verstehen, wenn sie unter dem Blickwinkel der Evolutionsbiologie des Menschen gesehen wird. Der menschliche Organismus wurde über Millionen von Jahren für die Erhaltung seiner Gesundheit und für sein Überleben immer weiter optimiert. Die Optimierung an die jeweiligen Lebensbedingungen wie Ernährung, Bewegung, Natureinflüsse, Stresssituationen und vieles mehr erklärt seine Selbstorganisation und Selbstregulation, aber auch seine Bedürfnisse. Aus diesen Zusammenhängen wird deutlich, dass unsere Gesundheit ernsthaft bedroht ist, wenn völlig neuartige Faktoren wie eine nicht artgerechte Ernährung, mangelnde körperliche Bewegung, Umweltgifte, chronische Stresseinflüsse usw. auf unseren Organismus einwirken.

Mit zunehmender Industrialisierung fand in den letzten 200 Jahren ein rasanter Wandel unserer Lebensweise statt, die zu einer Diskrepanz zwischen den körpereigenen Regulationssystemen, der genetischen Ausstattung und der heutigen Lebensweise führte. Das ist die Hauptursache für die massenhafte Zunahme an chronischen Zivilisationskrankheiten, zu denen auch die Insulinresistenz und der Typ-2-Diabetes gehören. Durch die Evolutionsbiologie lässt sich die krankmachende Wirkung einer dauerhaften Glukose- und Insulinerhöhung nachvollziehen: Sie ist der Schlüssel, um die Ursachen der Erkrankung und deren Symptome zu verstehen und eine ursächlich ausgerichtete Prävention und Therapie erstellen zu können.

Wie verhält es sich mit dem Blutzucker?

Unter dem Begriff Blutzucker wird in der Medizin die Konzentration der Glukose im Blut verstanden. Beim Gesunden bewegt sie sich in recht engen Grenzen von ca. 80 bis 100 mg Prozent. Die Blutzuckerregulation läuft nach folgendem Muster ab: Nach dem Essen steigt die Glukose im Blut je nach Art der Speisen mehr oder weniger stark an. Daraufhin wird in der Bauchspeicheldrüse entsprechend mehr oder weniger viel Insulin ausgeschüttet. In Nüchternphasen muss der Blutzucker also angehoben und nach dem Essen wieder abgesenkt werden. Der Blutzucker sollte dabei weder zu stark nach oben noch zu stark nach unten ausbrechen. Eine andauernde Entgleisung nach oben führt nach und nach in die Insulinresistenz und über Jahre in den Typ-2-Diabetes. Eine erhebliche Entgleisung des Blutzuckers nach unten führt dagegen rasch zu einer Bewusstlosigkeit, da Glukose für das Gehirn überlebenswichtig ist.

Insulin senkt den Blutzucker. Auf den Zellmembranen (Zellwänden) befinden sich Insulinrezeptoren, an die das Insulin ankoppelt und das Einschleusen von Glukose aus dem Blut in die Zellen ermöglicht. In der Folge normalisiert sich im Blut die Glukosekonzentration. Je mehr Glukose im Blut, also je höher der sogenannte Blutzucker, desto mehr Insulin wird benötigt, um die Glukose in die Zellen zu transportieren. Dieser Sachverhalt verdeutlicht die Abhängigkeit zwischen dem Blutzucker und der Höhe des Insulins. Bei einem Mangel an Nahrung oder bei andauernden körperlichen Aktivitäten kann der Blutzucker aber auch deutlich nach unten absinken. In diesem Fall wird rasch das Hormon Glukagon in der Bauchspeicheldrüse ins Blut ausgeschüttet. Das Glukagon fördert sowohl die Freisetzung von Glukose aus den Zuckerspeichern in der Leber als auch die Neubildung von Glukose in der Leber. Auf diese Weise wird der Blutzucker wieder rasch zur Norm angehoben.

Die beiden Hormone – Insulin und Glukagon – werden in der Medizin meist als Gegenspieler bezeichnet. Tatsächlich sind sie jedoch Partner, welche sich gemeinsam bemühen, den Blutzucker immer wieder zur Norm zurückzuregulieren.

Nach einer ungesunden Mahlzeit mit schnell verdaulicher und resorbierbarer Glukose kommt es im Blut zu einem akuten und starken Anstieg des Blutzuckers. Dieser Anstieg stellt die Blutzuckerregulation vor ein großes Problem, denn der Organismus versucht daraufhin, durch eine übermäßige Ausschüttung von Insulin die Glukose aus dem Blut in die Zellen zu treiben und somit den erhöhten Blutzucker wieder zu normalisieren. Die heutige Ernährungsweise führt in großen Teilen der Bevölkerung häufig zu einer sehr schnellen und übermäßigen Erhöhung des Blutzucker- und des Insulinspiegels. Nach wiederholten »glukoselastigen« Mahlzeiten besteht die Gefahr einer dauerhaften Erhöhung der Glukose und des Insulins im Blut.

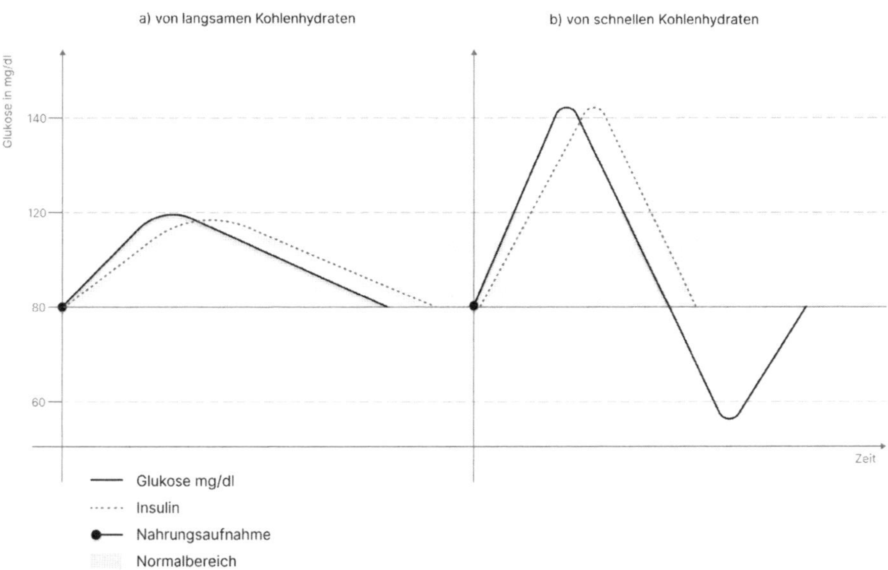

Glukose- und Insulinkurve in Abhängigkeit von der Art der verzehrten Kohlenhydrate

Der Kampf des Körpers

Eine dauerhaft ungesunde Ernährung mit zu viel schnell verdaulicher und resorbierbarer Glukose zwingt den Körper, den chronisch erhöhten Blutzucker mithilfe einer stärkeren Insulinausschüttung zu korrigieren – also Glukose vermehrt in die Zellen zu schleusen. Den Zellen wird mit der Zeit die dauernde Einschleusung von Glukose jedoch zu viel, sie entwickeln eine Insulinresistenz. Das bedeutet: Sie reduzieren die Anzahl ihrer Insulinrezeptoren und regeln deren Empfindlichkeit herunter. Damit drosseln sie den weiteren Einstrom von Glukose. Jetzt kann das Insulin die überschüssige Glukose nicht mehr in die Zellen hineinbefördern. In der Folge staut sich die Glukose sowohl vermehrt in die Zellumgebung (extrazelluläre Matrix) wie auch ins Blut zurück. Die Blutzuckerregulation ist entgleist: Der Blutzucker ist dauerhaft erhöht und veranlasst die Bauchspeicheldrüse, nun ebenso dauerhaft vermehrt Insulin auszuschütten.

Bei einer chronisch entgleisten Blutzuckerregulation besteht also ein überhöhter Insulinspiegel im Blut. Mit zunehmender Dauer der Entgleisung geht die Insulinresistenz in einen Typ-2-Diabetes über, in dessen Spätphase die insulinproduzierenden Zellen in der Bauchspeicheldrüse erschöpfen, sodass ihre Insulinproduktion immer mehr abnimmt. Somit folgt auf die Phase der erhöhten Insulinproduktion im späteren Verlauf die Phase der verminderten Insulinproduktion mit einem Insulinmangel.

Sowohl bei der Insulinresistenz als auch bei dem sehr viel späteren Insulinmangel ist das Einschleusen von Glukose in die Zellen gestört. Der Blutzucker ist in beiden Fällen dauerhaft erhöht. Was wie eine Folge erscheint, steht jedoch auch am Anfang der Entgleisung: die erhöhten Glukose- und Insulinspiegel. Das gefährliche, krankmachende Duo ist evolutionsbiologisch betrachtet ein neues Problem. Denn in der Geschichte der Menschheit bestand interessanterweise so gut wie nie die Gefahr einer akuten oder andauernden Überhöhung des Blutzuckers. Vielmehr gab es bis vor 10 000 Jahren keine Getreideprodukte und bis vor 150 Jahren so gut wie keine Süßigkeiten und keine Süßgetränke. Wohl aus diesem Grund ist der Mensch gegen eine Entgleisung des Blutzuckers nach oben nicht geschützt und wird deshalb krank.

Die Gefahr, dass der Blutzucker beim Menschen zu stark absinkt, bestand dagegen evolutionsbiologisch schon immer. Ein

Blutzuckerabfall kann durch einen Mangel an Nahrung, vor allem bei einem gleichzeitig vermehrten Verbrauch von Glukose durch körperliche Aktivität auftreten. In einer solchen Situation wird rasch das Hormon Glukagon ausgeschüttet, das einerseits die Neubildung von Glukose vor allem aus Eiweiß und andererseits deren Freisetzung aus den Glykogenspeichern (Glukosespeicher) der Leber anregt. Beides lässt den Blutzucker wieder ansteigen. Somit ist der menschliche Organismus nach unten gut geschützt, nicht aber nach oben.

Heutzutage ist die häufigste Ursache für eine Unterzuckerung die Einnahme von blutzuckersenkenden Medikamenten oder das Spritzen von Insulin – vor allem, wenn gleichzeitig die Nahrungsaufnahme reduziert wird oder ganz ausfällt. Das führt rasch in eine Unterzuckerung – ein medizinischer Notfall – mit einer drohenden Bewusstlosigkeit.

Das Zusammenspiel von Insulin und Glukagon zur Regulation des Blutzuckers hat in der Geschichte der Menschheit immer sehr gut funktioniert. Erst in den zurückliegenden Jahrzehnten wurde diese Regulation durch die massive Veränderung der Ernährungs- und Lebensweise erheblich überfordert. Das Resultat ist das heutige massenhafte Auftreten der Insulinresistenz und des Typ-2-Diabetes. Das sind jedoch bei Weitem nicht alle krankmachenden Veränderungen durch ein überhöhtes Insulin.

Insulinresistenz – Selbstschutz der Zelle

Die ersten Insuline, die bei Menschen therapeutisch eingesetzt wurden, waren Schweine- und Rinderinsuline. Dabei wurde das Schweineinsulin bevorzugt, da es vom chemischen Aufbau dem menschlichen Insulin am ähnlichsten ist. Es hatte jedoch den Nachteil, dass es oft zu einer allergischen Reaktion kam, durch die es zu großen Teilen unwirksam wurde. Infolge der Allergie mussten diese Patienten immer höhere Dosen Schweineinsulin spritzen – oft mehrere hundert Einheiten –, um ihren Blutzucker noch ausreichend zu senken. Was vor etwa 60 Jahren dazu führte, dass für diese Patienten der Begriff Insulinresistenz geprägt wurde.

1982 gelang es der Forschung, das menschliche Gen, das für die Insulinproduktion zuständig ist, in das Bakterium Escherichia coli einzuschleusen. Auf diese Weise konnten nun sehr große Mengen des menschlichen Insulins (Humaninsulin) produziert werden. Bereits ein Jahr später wurde das erste Humaninsulin zugelassen und stand zur breiten Anwendung zur Verfügung. Der ursprüngliche Begriff der Insulinresistenz hatte danach zunächst keine Bedeutung mehr.

Lange Zeit ging man in der Medizin davon aus, dass Patienten mit einem Typ-2-Diabetes zu Beginn ihrer Erkrankung zu wenig Insulin produzieren würden. Durch das mangelnde Insulin würde schließlich die Blutzuckerregulation entgleisen. Doch das Gegenteil stellte sich heraus: Die Forschung konnte nachweisen, dass bereits im Vorstadium (Prädiabetes) und in den ersten Jahren bis Jahrzehnte des Typ-2-Diabetes recht hohe Insulinspiegel im Blut bestehen. Überraschenderweise zeigte sich auch, dass die Hyperinsulinämie (hohe Insulinspiegel im Blut) mit einem deutlichen Wirkungsverlust des Insulins einhergeht. Deshalb wurde in den Jahren nach 1985 der Begriff Insulinresistenz neu definiert: Unter einer Insulinresistenz wird nun ein vermindertes Ansprechen der Insulinrezeptoren auf Insulin und eine Reduzierung der Anzahl der Insulinrezeptoren auf den Zellwänden verstanden. Dadurch ist die Wirkung von Insulin, Glukose in die Zellen einzuschleusen, erheblich vermindert.

Im Gegensatz zu der früheren Lehrmeinung, es bestehe ein Mangel an Insulin, ergibt sich somit eine völlig konträre Ausgangslage. Die erste und wesentliche krankmachende Veränderung im Glukosestoffwechsel sind ein zu hoher Blutzucker und gleichzeitig ein zu hoher Insulinspiegel. Inzwischen geht man davon aus, dass nahezu 25 Prozent der Bevölkerung in Deutschland von einer Insulinresistenz betroffen sind. Diese kann schon Jahre unbemerkt bestehen, bis es schließlich zur Diagnose eines Typ-2-Diabetes kommt.

Wodurch wird eine Insulinresistenz ausgelöst?

Nachdem die Insulinresistenz neu definiert worden war, stand die zentrale Frage im Raum: Wodurch wird sie ausgelöst und weshalb weisen heute so viele Menschen diese krankhafte Veränderung der Insulinrezeptoren auf?

Bei Fortbildungen kam anfänglich auf diese Frage oft folgende Antwort: Die Insulinresistenz ist genetisch bedingt. Mit der Zeit wurde das jedoch immer mehr angezweifelt. Schließlich war der Typ-2-Diabetes vor 70 Jahren noch eine seltene Erkrankung, die sich erst in den letzten drei bis vier Jahrzehnten rasch zu einer Volkskrankheit entwickelte. Diese Antwort war somit nicht mehr haltbar, da Gene sich in so kurzer Zeit nicht verändern. Sicherlich kann von einer gewissen genetischen Veranlagung ausgegangen werden. Die Anfälligkeit einen Typ-2-Diabetes zu erleiden, ist bei jedem unterschiedlich ausgeprägt. Eine genetische Veranlagung bedeutet jedoch lediglich: Der eine muss mehr auf eine gesunde Lebensweise achten als der andere, um einer Insulinresistenz vorzubeugen.

Da die Gene als Ursache weitgehend ausschieden, ist es nicht verwunderlich, dass man bis heute immer wieder hört und liest, die genaue Entstehung der Insulinresistenz sei noch nicht entschlüsselt. Die Forschung zu diesem Thema ist weltweit sehr aktiv und fortwährend werden neue Erkenntnisse publiziert. In vielen Studien wurde zum Beispiel eine Korrelation zwischen einem erhöhten Körpergewicht – besonders aufgrund von viel Bauchfett – und einer Insulinresistenz belegt. Mittlerweile ist erwiesen, dass die Fettzellen des Bauchfettes Zytokine (Zellbotenstoffe) freisetzen, die die Entstehung einer Insulinresistenz fördern. In der Praxis finden sich jedoch auch immer wieder normalgewichtige Personen mit einer Insulinresistenz. Das bedeutet, dass das Körpergewicht eine Rolle spielt, jedoch weitere Faktoren ebenso zu einer Insulinresistenz beitragen. Eine Erkenntnis, die in den neuesten Erklärungen zur Insulinresistenz zum Ausdruck kommt: Auslösend sind die vielfältigen negativen Lebensstilfaktoren wie die häufige Fehlernährung mit schnellen Kohlenhydraten, der weitverbreitete Bewegungsmangel, das zunehmende Übergewicht, die chronische Stressbelastung, der Mangel an Mikronährstoffen usw. Es ist demnach die gesamte Lebensweise mit all ihren Facetten, die entscheidet, ob sich eine Insulinresistenz und ein Typ-2-Diabetes entwickelt oder nicht.

Letztlich sind es die Zellen selbst, die die Empfindlichkeit ihrer Insulinrezeptoren herunterregulieren und deren Anzahl vermindern. Deshalb steht die Frage im Raum: Was veranlasst die Zellen zu dieser Reaktion – und somit zur Entwicklung einer Insulinresistenz?

Zu viel Glukose – Stressfaktor für die Zelle

Auf einen akuten Stressreiz reagiert der menschliche Organismus mit einer Stressreaktion. Weniger bekannt ist, dass auch die einzelnen Zellen auf Stressreize mit einer Stressreaktion reagieren. In der Zellbiologie sind vielfältige Stressreize für die Zellen bekannt, wie zum Beispiel ein starker Sauerstoffmangel, große Hitze- oder Kälteeinwirkungen, übermäßige mechanische Kräfte, toxische Substanzen usw.

Infolge einer hohen Glukosekonzentration entsteht in der Zelle ebenfalls ein sogenannter hyperosmotischer Stress. Hyperosmotisch bedeutet: Durch die hohe Glukosekonzentration wird sehr viel Wasser gebunden, wodurch sich zunehmend ein unnatürlich hoher Druck in der Zelle aufbaut. Ähnlich wie ein Luftballon wird die Zelle aufgeblasen, und es entsteht ein Druck auf die Zellaggregate, der die Stoffwechselabläufe massiv stört. Eine auf diese Weise gestresste Zelle produziert daraufhin ein Signalprotein: das osmotic stress protein. Durch dieses Signalprotein wird eine Signalkette in Gang gesetzt, die einen großen Einfluss auf die Regulation und Aktivierung der Gene ausübt. Über diese Stressreaktion versucht die Zelle, sich wieder zu stabilisieren und der osmotischen Schädigung entgegenzuwirken. Gelingt ihr das nicht, so leitet sie eine Apoptose (Selbstmord) ein.

Hält die andauernde Glukoseüberlastung – der Zuckerstress – an, so wehren sich die Zellen und entwickeln mit der Zeit eine

Insulinresistenz. Die Insulinresistenz ist eine Reaktion der Zelle auf andauernden Glukosestress bzw. ihr Schutzmechanismus gegen zu viel Glukose. Die Zellen benötigen und wollen diese großen Mengen an Glukose nicht. Im Gegenteil: Es stresst sie und sie wehren sich.

Stellen Sie sich vor, durch alle Fenster Ihrer Wohnung werden Sirup und Wasser eingeleitet. Alles verklebt und wird nass. Das ist für Sie nicht hinnehmbar, da vieles in Ihrer Wohnung einen Schaden erleidet. Also müssen Sie reagieren und machen alle Fenster weitgehend dicht. Jeder versteht Ihre rasche Reaktion – alle Schotten dicht machen – sehr gut. Damit haben Sie das Problem zunächst einmal entschärft. Auf Dauer müssen Sie den Nachschub an Sirup und Wasser, der in Ihre Wohnung eindringt, stoppen. Genauso ergeht es Ihren Zellen, wenn andauernd übermäßig Glukose in sie eingeleitet wird. Sie machen ihre Eingänge dicht: Sie reduzieren die Empfindlichkeit ihrer Insulinrezeptoren und deren Anzahl auf ihren Zellwänden. Die Einschleusung von Glukose in die Zelle durch Insulin wird also durch die Insulinresistenz deutlich vermindert.

Das ist eine logische Reaktion, denn durch zu hohe Glukosekonzentrationen wird die Funktionsfähigkeit der Zelle erheblich eingeschränkt. Neben dem osmotischen Stress führen hohe Mengen an Glukose in der Zelle zu weiteren negativen Veränderungen. So verklebt überschüssige Glukose Eiweißstrukturen und Enzyme, was ebenso zu einem Funktionsverlust führt. Auch in der Zellwand verzuckern die Rezeptoren und die Transportkanäle. Dadurch sind die Signalvermittlung und der Transport ins Innere der Zelle erheblich gestört. Die Zelle erleidet in der Folge einen Mangel an Informationen und an wichtigen Nahrungsstoffen.

Wenn die Zellen sich wehren

Dass heutzutage andauernd zu viel Glukose übers Blut in die Zellumgebung zu den Zellen anflutet und vom Insulin in sie eingeschleust wird, stellt für diese ein immenses Problem dar. Das Insulin wird gewissermaßen von den Zellen ausgebremst, damit der

Einstrom von Glukose abgesenkt wird. Das ist die Schutzreaktion – oder die angepasste Selbstregulation des Organismus – auf den häufigen Verzehr von zu viel schnellen Kohlenhydraten. Lateinisch bedeutet Resistenz Widerstand. In der Biologie wird darunter die Widerstandsfähigkeit eines Lebewesens gegen schädigende Einflüsse von außen verstanden. Die Insulinresistenz ist der Selbstschutz der Zellen vor der drohenden Schädigung infolge einer Glukoseüberladung. Umgekehrt ist eine Insulinresistenz vermeidbar, wenn das Übermaß an Glukose wegfällt.

Das erklärt auch den Ausgang folgender Studie: In Amerika wurde eine Studie zur medikamentösen Einstellung des Blutzuckers an über 10 000 Patienten mit Typ-2-Diabetes durchgeführt. Die Patienten wurden in zwei Gruppen eingeteilt. In der ersten Gruppe wurden der Blutzucker und der Langzeitwert für den Blutzucker, der sogenannte HbA1c-Wert, sehr niedrig eingestellt. In der zweiten Gruppe erfolgte eine moderate, weniger strenge Blutzuckereinstellung. Das Ziel der Studie war es zu beweisen, dass eine aggressive Senkung des Langzeitwertes den diabetischen Spätschäden im Herz-Kreislauf-System vorbeugt, da Komplikationen in diesem System bei Patienten mit Typ-2-Diabetes die Haupttodesursache darstellen. Von den Forschern wurde erwartet, dass die aggressive medikamentöse Blutzuckersenkung die Folgekrankheiten und die Komplikationen im Herz-Kreislauf-System reduziert – doch genau das Gegenteil trat ein.

Die Studie war auf fünfeinhalb Jahre angelegt. Nach dreieinhalb Jahren wurde sie abgebrochen, da in der Gruppe mit der aggressiven Einstellung des Langzeitwertes etwa 22 Prozent mehr Todesfälle auftraten! Das Deutsche Ärzteblatt berichtete im Juni 2008 über den Abbruch der Studie. Man habe keine Erklärung, weshalb es zu dieser erhöhten Todesrate unter der vermeintlich besseren Therapie gekommen war. Ob die Ursache der erhöhten Sterblichkeit in den medikamentös erzwungenen niedrigen Blutzuckerwerten lag, die auf Kosten einer erhöhten Glukosekonzentration in den Zellen erzielt wurden – diese Überlegung wurde nicht diskutiert. Das Betrachtungsfeld vieler Ärzte ist überwiegend auf die

Höhe des Blutzuckers fixiert und bedarf einer dringenden Erweiterung: Die Bedeutung von zu viel Glukose in der Zelle muss ebenso verstanden werden wie die Blutzuckerhöhung. Die abgebrochene Studie zeigt klar auf, dass eine Absenkung bzw. Normalisierung des Blutzuckers nicht dadurch erfolgen darf, dass man die Glukose mit medikamentöser Gewalt in die Zelle treibt. Denn diese wird durch die überschüssige Glukose krank oder sogar umgebracht.

Erhöhte Glukose und erhöhtes Insulin – das krankmachende Duo

Die bekannteste Funktion von Insulin ist die Normalisierung des erhöhten Blutzuckers durch die Einschleusung von Glukose in die Zellen. Ein hohes Insulin bewirkt aber auch ganz entscheidende Veränderungen im Fettstoffwechsel. Denn bei einem hohen Blutzucker veranlasst es die Umwandlung der überschüssigen Glukose in Triglyceride (Neutralfette) und fördert deren Einspeicherung ins Fettgewebe. Zusätzlich wird die Freisetzung von Fettsäuren aus dem Fettgewebe gehemmt, da ja genügend Glukose für die Energiebildung zur Verfügung steht.

Aus dem Blickwinkel der Evolutionsbiologie macht das Sinn, denn ein überhöhter Blutzucker bedeutet: Energie ist im Überfluss vorhanden und dieser Überfluss kann als Vorrat im Fettgewebe gespeichert werden. Damit konnten Energiereserven für die regelmäßig wiederkehrenden Notzeiten aufgebaut werden. Sie sicherten das Überleben. Und genau diese ursprünglich sinnvolle Regulation des Fettstoffwechsels durch Insulin gerät dem modernen Menschen zu einem krankmachenden Nachteil. Die aktuell weitverbreitete Ernährungsweise bedeutet für ihn: immer wiederkehrende oder sogar andauernde hohe Glukose- und Insulinspiegel mit Erhöhung der Neutralfette im Blut, mit Vergrößerung des Fettgewebes und mit einer gleichzeitigen Hemmung der Freisetzung von Fettsäuren. Fettgewebe wird auf diese Weise aufgebaut, sein Abbau jedoch verhindert.

Diese Insulinwirkung auf den Fettstoffwechsel hat enorme Bedeutung für übergewichtige Personen. Solange der Insulinspiegel hoch ist, können sie auch bei einer Energieknappheit nicht ihre Fettreserven abbauen und verwerten. Als Ausweg wird dann Eiweiß – zum Beispiel aus der Muskulatur – zur Energiebildung verwendet. So bleiben die Fettpolster erhalten und Muskulatur geht verloren. Die davon Betroffenen berichten, dass sie von Abnehmkur zu Abnehmkur immer schwächer wurden. Für alle, die Gewicht abnehmen wollen, ist deshalb die Normalisierung des Insulinspiegels ein ganz entscheidender Punkt. Sie wollen und sollen ja Fett ab- und Muskulatur aufbauen. Das ist unter einem hohen Insulinspiegel selbst bei einer Kalorienreduktion jedoch nicht möglich. Wer abnehmen will, muss deshalb bereits zu Beginn den Glukose- und Insulinspiegel flach halten, um in die Fettverbrennung zu gelangen. Nur eine Nahrung – auch bei reduzierten Kalorien – mit einem geringen Glukoseanstieg im Blut und einer geringen Insulinausschüttung ermöglicht überhaupt erst den Fettabbau und die Fettverbrennung.

Die Wirkungen des Insulins

In den Zellen stimuliert Insulin den aufbauenden Stoffwechsel und hemmt den abbauenden Stoffwechsel. Diese Wirkung kann verstärkt werden, da Insulin nicht nur Glukose in die Zelle einschleust, sondern auch Fettsäuren und Aminosäuren (Eiweißbausteine). So regt Insulin in den Muskelzellen die Proteinsynthese (Eiweißaufbau) an, weshalb Insulin im Sport auf der Dopingliste steht. Aus all diesen Gründen wird Insulin als Dickmacher-Hormon bezeichnet. Das sind aber noch nicht alle seine Wirkungen, es greift in viele weitere Funktionen und Prozesse ein. So macht Insulin hungrig, ist ein Masthormon, erhöht den Blutdruck, steigert die Empfindlichkeit gegenüber Stress und steht im Verdacht, das Krebswachstum zu fördern. Aufgrund der vielfältigen Störungen durch einen chronisch überhöhten Insulinspiegel ist es nicht verwunderlich, dass hoher Blutzucker, hohe Blutfette, hoher Blutdruck und Übergewicht sehr oft gemeinsam auftreten. Diese Kombination wird als

»Metabolisches Syndrom« bezeichnet. In Deutschland ist annähernd jede dritte bis vierte Person davon betroffen.

Jede einzelne dieser negativen Veränderungen ist ein Risikofaktor für die Arteriosklerose (Gefäßerkrankung). In dieser Kombination addiert sich das Risiko nicht, es multipliziert sich und führt im Endeffekt zu mehr Schlaganfällen und Herzinfarkten. Deshalb wird das Metabolische Syndrom auch das »tödliche Quartett« genannt. Da es vor allem in den Wohlstandsländern auftritt, wäre die treffendere Bezeichnung das »Wohlstandssyndrom«. Dieses Syndrom zeigt auf, dass der erhöhte Blutzucker nur ein schlechter Blutwert unter vielen anderen ist. Am Anfang stehen jedoch die Blutzuckererhöhung und die Insulinresistenz, die viele weitere krank machende Veränderungen nach sich ziehen.

Ein schleichender Prozess

Anfänglich verursachen die Insulinresistenz und der Typ-2-Diabetes meist noch keine wesentlichen Beschwerden. Die Betroffenen verspüren kaum Veränderungen. Erst wenn der Blutzucker dauerhaft über 160–180 mg Prozent (Nierenschwelle) liegt, wird Glukose vermehrt über den Urin ausgeschieden – »die Nieren laufen über« –, und der Betroffene verspürt Durst und mit der Zeit eine Müdigkeit und Leistungsminderung. Bereits in dieser Phase des Prädiabetes und des frühen Typ-2-Diabetes kommt es zu erheblichen krankhaften Gewebsveränderungen an vielen Organen. Diese führen mit der Zeit zu Folgeerkrankungen, die bei den Betroffenen viel Leid und für das Gesundheitssystem immense Kosten erzeugen. Vereinfacht ausgedrückt: Der hohe Blutzucker und das hohe Insulin tun nicht weh, die daraus resultierenden Folgen jedoch sehr.

Es ist vor allem die Glykierung (Verzuckerung) von Eiweißen und Fettsäuren im gesamten Körper und somit auch in den Zellen, die Folgeerkrankungen verursacht. Man kann es auch so beschreiben: Glukose verklebt zunehmend Eiweiß- und Fettmoleküle in den Zellen und in der extrazellulären Matrix. Oder ironisch ausgedrückt: Wir verzuckern von innen.

Wo zeigen sich Verzuckerungen?

Sind die **Arterien** betroffen, so spricht man von einer diabetischen Mikro- und Makroangiopathie mit entsprechenden Durchblutungsstörungen, die zu Folgekomplikationen wie Schlaganfall oder Herzinfarkt führen. Das drückt sich auch in der Statistik aus: 75 Prozent der Patienten mit Diabetes sterben an einem Herzinfarkt oder Schlaganfall. Bei manchen Patienten steht die Durchblutungsstörung der Beine im Vordergrund. Durch diese Erkrankung kommt es aktuell zu etwa 50 000 Amputationen pro Jahr.

Sind die **Nerven** betroffen, so spricht man von einer diabetischen Polyneuropathie (Nervenschädigung). Diese Patienten verspüren beidseits an den Füßen meist ein unangenehmes Kribbeln oder Taubheitsgefühl. Oft haben sie das Empfinden, auf Watte zu gehen. Solche diabetogenen Nervenschäden können zudem Schmerzen hervorrufen, die von den krankhaft veränderten Nerven ausgehen und sonst keine anderen Ursachen haben (neuropathischer Schmerz). Beim diabetischen Fußsyndrom kann jedoch auch das umgekehrte Problem bestehen: Die Nerven leiten bei kleinen Verletzungen, zum Beispiel durch einen Spreißen, die Schmerzen nicht weiter. Die Warnfunktion Schmerz fällt aus. Man verletzt sich und merkt es nicht. Kommen dann noch Durchblutungsstörungen hinzu, so kann das zu ausgeprägten Wundheilungsstörungen und kaum beherrschbaren Infektionen führen. Aus diesem Grund sind eine professionelle Fußpflege und die Vermeidung von Fußverletzungen bei Patienten mit einem Diabetes unabdingbar. Eine Sonderform ist der sogenannte Charcot-Fuß, bei dem sich der Patient mit einer diabetischen Polyneuropathie den Bruch eines Fußknochens zuzieht und davon nichts bemerkt.

Ist die **Netzhaut** der Augen betroffen, so spricht man von einer diabetischen Retinopathie (Netzhautschädigung). Diese verursacht ein immer schlechteres Sehen und ist aktuell die häufigste Ursache für eine Erblindung.

Sind die **Nieren** betroffen, so spricht man von einer diabetischen Nephropathie (Nierenschädigung). Die Nieren erleiden einen zunehmenden Funktionsverlust und können den Körper über den Urin nicht mehr ausreichend entgiften. Diese diabetische Nephropathie ist aktuell die Hauptursache für eine Dialyse.

Sind die **Zellen und ihre Mitochondrien** (Kraftwerke) betroffen, kommt es in den Mitochondrien vermehrt zum Abbau von Glukose und damit zu einer vermehrten Bildung freier Radikale, die wiederum die Zellen schädigen.

Diese Verzuckerungen nennt man AGEs (*Advanced Glycation Endproducts*). Die Abwehrzellen des Immunsystems greifen die AGEs an und lösen dadurch Entzündungen aus. Die Zellen (Endothelzellen), die die Blutgefäße im Innern auskleiden, sind von der Verzuckerung als Erste betroffen und erleiden dadurch erhebliche Schäden. Das bringt vor allem Herz-Kreislauf-Erkrankungen mit Durchblutungsstörungen auf den Weg. Je mehr Zucker, je mehr AGEs, desto mehr Entzündungen oder umgekehrt, je weniger Zucker, umso weniger Entzündungen.

Früher wurden all diese krankhaften Veränderungen als »Spätfolgen« bezeichnet. Da sich diese Veränderungen jedoch oft bereits vor der Diagnose eines Typ-2-Diabetes entwickelt haben, spricht man heute von »Folgeerkrankungen« oder »Folgekomplikationen«. Sie führen wie beschrieben zu Erblindung, zu Amputation, zu Dialyse, zu Wundheilungsstörungen usw. Im Bundesgesundheitsblatt 2022 wird berichtet, dass ca. 21 Prozent aller Todesfälle in Deutschland auf einen Diabetes mellitus und seine Folgeerkrankungen zurückzuführen sind. Unser Wohlstand hat seinen Preis.

Um ihn nicht bezahlen zu müssen, fällt der Prävention und der Therapie der Insulinresistenz und des Typ-2-Diabetes eine erhebliche Bedeutung zu. Mittlerweile gilt es, wie bereits beschrieben, als erwiesen, dass unsere Gene bei der Entstehung der Zivilisationskrankheiten und so auch bei der Insulinresistenz und beim Typ-2-Diabetes eine untergeordnete Rolle spielen. Auch nicht zutreffend ist folgende Bemerkung, die nach einer Diagnose häufig fällt: »Im zunehmenden Alter kommt doch einiges zum Vorschein.« Hier muss gesagt werden: An einem Typ-2-Diabetes ist nicht das Alter schuld, sondern die heutige Lebensweise mit einer falschen Ernährung, Übergewicht, mangelnder Bewegung, chronischer Stressbelastung usw. Es sind diese Lebensstilfaktoren, die je nach Ausprägung die Menschen nach kurzer oder nach längerer Zeit in die Insulinresistenz und den Typ-2-Diabetes führen. Wenn ausschließlich das Alter an der Auslösung schuld wäre, dann müssten irgendwann alle Älteren schicksalhaft diese Krankheit erleiden.

Schicksalhaft ist an dieser Krankheit nichts. Um die Tragweite der körperlichen Veränderungen zu verstehen, sind biologische Grundkenntnisse über die Zelle und die Zellumgebung notwendig. Es reicht eben nicht, nur die Blutzuckerwerte zu betrachten, denn die Glukose, die nicht mehr ausreichend in die Zellen eingeschleust werden kann, staut sich nicht nur im Blut zurück. Aber wo noch? Schauen wir uns an, wie uns die Zellbiologie, die Evolutionsbiologie und die Systembiologie beim Verstehen dieses Geschehens helfen können.

Biologie und Medizin – untrennbar miteinander verbunden

Die Biologie ist äußerst hilfreich, um offene Fragen in der Medizin zu beantworten. Auch die zur Selbstorganisation und Selbstregulation des menschlichen Organismus. Nur durch diese Kenntnisse werden die Grundbedingungen für die Erhaltung der Gesundheit und der Selbstheilung erklärbar. Die Evolutionsbiologie beschreibt die Optimierung des menschlichen Organismus über Millionen von Jahren für das Überleben in der freien Natur und zeigt seine Anpassung an die jeweiligen Lebensbedingungen auf. Damit erklärt sie: Wie und weshalb der menschliche Organismus so geworden ist, wie er noch heute ist. Mit diesem Wissen wird deutlich, in welcher Weise die heutigen Risikofaktoren negative Veränderungen im Körper auslösen und so zu zahlreichen Zivilisationskrankheiten führen. Deshalb ist es nur schwer nachvollziehbar, dass in der Medizin die Biologie bisher lediglich als eine Randwissenschaft angesehen wird, der eine untergeordnete Bedeutung zukommt. Vereinfacht ausgedrückt: Die Medizin benötigt eine erhebliche Dosis »biologischen Denkens«, um in vielen Bereichen mehr grundlegende Erklärungen zu erhalten.

Auch im Fachgebiet der Diabetologie erweitert eine biologische Sichtweise den Blickwinkel: von der starken Fixierung auf den Blutzucker hin zu den Glykierungen in der Umgebung der Zellen und in den Zellen selbst. Denn genau genommen ist der erhöhte Blutzucker letztlich nur ein Symptom eines chronisch gestörten Glukosestoffwechsels. Den Blutzucker allein in die Norm zu bringen, greift also zu kurz. Es muss verstanden werden, warum es zu der andauernden Erhöhung der Glukose und des Insulins kommt, in deren Folge die gesamten krank machenden Prozesse ausgelöst werden.

Das Wort Biologie bedeutet übersetzt: Logik des Lebens. Und genau diese Logik erschließt uns viel größere Bereiche, als es ausschließlich mit wissenschaftlichen Studien möglich ist. Derzeit werden das Denken und das Handeln in der Medizin jedoch überwiegend durch Ergebnisse aus Studien bestimmt. Das ist einerseits ein sinnvoller Weg, um Behandlungen in ihrer Wirkung zu überprüfen und entsprechende Rückschlüsse zu ziehen. Andererseits birgt er auch erhebliche Nachteile: Studien sind oft nur auf die Verbesserung von Symptomen ausgerichtet, weshalb die daraus resultierenden Medikamente natürlich meist nur die Symptome lindern. Auf den Typ-2-Diabetes bezogen bedeutet ein solches Vorgehen, dass man mit Medikamenten das Symptom des »erhöhten Blutzuckers« verbessert, aber die Ursachen der gesamten Glukosestoffwechselstörung, einschließlich der Insulinresistenz, außer Acht lässt.

Ein weiterer Nachteil dieser »studienlastigen Medizin« ist, dass in der Regel nur eine einzige therapeutische Maßnahme bei den jedoch multifaktoriell ausgelösten Zivilisationserkrankungen untersucht wird. Untersucht man zum Beispiel die Wirkung einer Vitamin-D-Substitution auf den Glukosestoffwechsel, so ist das Ergebnis einer solchen Untersuchung erheblich verfälscht, wenn noch weitere Mängel wie Zink, Chrom usw. bei den Probanden bestehen. Hinzu kommt, dass Studien finanziert werden müssen und deshalb auch von Interessen gesteuert sind. Das sind die Hauptgründe, weshalb Studien immer wieder infrage gestellt, widerlegt oder gar für ungültig erklärt werden. Zurzeit beträgt die Halbwertzeit der Studien ca. vier Jahre, was bedeutet: Die Hälfte aller Studien ist nach vier Jahren ungültig. Aus diesen Gründen müssen Studien immer kritisch hinterfragt und auf ihre Sinnhaftigkeit überprüft werden. Sonst gelangen Informationen in die Gesellschaft, die permanent revidiert werden müssen und zu einer erheblichen Verwirrung und Verunsicherung führen.

So ist es nicht verwunderlich, dass sich laut Umfragen über 85 Prozent der Bevölkerung ergänzend zur universitären Medizin zusätzlich die Behandlungsmethoden der Naturheilkunde wünschen. In ihr spielen die ärztliche Erfahrung und Beratung zur Förderung der Selbstheilungskräfte eine bedeutsame Rolle.

Zellbiologie: Glukose und Insulinresistenz

Immer wieder hört und liest man: Unsere Zellen werden über die kleinen Blutkapillare mit Sauerstoff und Nährstoffen versorgt. Das ist nicht völlig falsch, aber auch nicht völlig richtig. Denn diese Aussage entspricht nicht den biologischen Gegebenheiten. Bereits im Jahre 1845 prägte der Histologe C. B. Reichert den folgenden Satz: »An keiner Stelle des Körpers berühren die Kapillaren unmittelbar die Zellen.« Diese bedeutsame Erkenntnis gilt bis heute, sie fand erstaunlicherweise in der Medizin jedoch kaum Beachtung und keinen Eingang in der Praxis.

Die Meinung, dass alle unsere Zellen direkt über die Blutkapillare versorgt werden, findet sich sowohl in der Laienpresse als auch in der Fachliteratur. So ist in einem Fachbuch zu lesen: »Über die dünnen Kapillarwände (feinste Blutgefäße) findet der Stoffaustausch mit den Zellen statt, wobei Sauerstoff und Nährstoffe zugeführt werden und Kohlendioxid und Stoffwechselprodukte abgeführt werden.« Der Zellzwischenraum, der Raum zwischen den Kapillaren und den Zellen – die extrazelluläre Matrix (EZM) – wird einfach weggelassen.

Aus dieser falschen Annahme resultiert die immer wieder getroffene Aussage: »Beim Diabetes mellitus staut sich die Glukose vor der Zelle ins Blut zurück.« Dabei wird übersehen, dass sich bei der Insulinresistenz bzw. beim Diabetes mellitus die Glukose zuerst in die EZM zurückstaut. Von dort staut sich die Glukose dann weiter ins Blut zurück. Der erste Stau der Glukose in der EZM darf nicht einfach außer Acht gelassen werden. Bei einer Insulinresistenz führen die hohen Glukosekonzentrationen in der EZM zu einer Verzuckerung der Gerüstkomponenten (Zuckereiweißpolymere). Das ist eine der Hauptursachen, weshalb meist schon erhebliche Folgeschäden bestehen, wenn erstmals eine Insulinresistenz oder ein Typ-2-Diabetes diagnostiziert wird. Diese zellbiologischen Gegebenheiten sollten in der Diabetologie deshalb dringend eine viel stärkere Berücksichtigung finden.

Damit kein falscher Eindruck entsteht: Die Blutgefäße sind natürlich sehr bedeutsam. Nach den letzten Versorgungsgefäßen – den arteriellen Kapillaren – kommt jedoch noch eine Wegstrecke für den Sauerstoff und die Nährstoffe zur Zelle: Die Durchwanderung (Diffusion) durch die EZM, die unmittelbare Zellumgebung. Ist diese verdichtet und undurchlässig, zum Beispiel, indem die in ihr enthaltenen Gerüstkomponenten verzuckert sind, kann es also auch bei völlig gesunden arteriellen Blutgefäßen zu einer erheblichen Minderversorgung der Zellen kommen.

Die extrazelluläre Matrix – wesentlich für unsere Gesundheit

Nach der Zellbiologie ist jede Zelle im menschlichen Organismus in eine jeweils organtypische extrazelluläre Matrix (EZM) eingebettet. Sie ist ein wesentlicher Teil des Bindegewebes und wird von Bindegewebszellen auf- und umgebaut. Sie stellt somit den Lebensraum all unserer Zellen dar. Der Name stammt aus dem Lateinischen: *Mater*, Mutter, denn wie eine Mutter ernährt die EZM die Zellen. Sie erhalten aus ihrer Flüssigkeit den notwendigen Sauerstoff, die Nährstoffe, Mineralien, Vitamine usw. und geben in sie ihre Abfallstoffe ab. Für die Zellversorgung ist es folglich ganz entscheidend, dass die Diffusionsstrecke von der arteriellen Kapillare durch die EZM zu den Zellen durchgängig ist.

Ist sie nicht gut durchgängig und können die Zellen somit nicht ausreichend versorgt werden, so resultiert aus dieser mangelnden Versorgung der Zellen ein Vitalitäts- und Leistungsverlust. Denn jegliche Leistungen, die der Mensch vollbringt – motorischer oder geistiger Art –, sind immer Leistungen von Zellen. Auch deshalb ist das Wissen, wie unsere Zellen leben, wie sie versorgt werden und von welchen Faktoren ihre Leistungsfähigkeit abhängt, so bedeutsam. Die totale Abhängigkeit der Zellen von ihrer Umgebung ist vergleichbar mit der totalen Abhängigkeit des gesamten Menschen von dessen Umgebung.

Bei der Insulinresistenz und beim Typ-2-Diabetes muss deshalb ebenso die Lebenssituation aller Zellen im Organismus im Kontext mit ihrer Umgebung betrachtet werden. Nur so finden wir Antworten auf folgende Fragen:

- Welche Auswirkungen hat die Verzuckerung der EZM auf die Zelle?
- Warum merken wir so lange nichts von den negativen Veränderungen in der EZM?
- Weshalb entziehen sich die negativen Veränderungen so lange einer gezielten Diagnostik?

Antworten auf diese Fragen erhalten wir durch die Evolutionsbiologie.

Evolutionsbiologie: Glukose und Insulinresistenz

Das Leben auf der Erde begann vor etwa drei Milliarden Jahren mit den ersten Einzellern im Urmeer. Für diese Einzeller war das Urmeer der Lebensraum – im übertragenen Sinne ihre extrazelluläre Matrix. Die Strömung des Wassers spülte ihre Ausscheidungen fort und sorgte so für eine saubere Umgebung. Um die Chemie in ihrer Umgebung zu riechen und somit wahrnehmen zu können, entwickelten die Einzeller in ihrer Zellwand Fühler (Rezeptoren). Zudem erlangten sie eine Bewegungsfähigkeit, sodass sie bei mangelnder Strömung des Meeres einer verschmutzten Umgebung entfliehen und sich woanders hinbegeben konnten.

Vor ca. 600 Millionen Jahren erfolgte ein weiterer entscheidender Schritt: Die Entwicklung von den Einzellern hin zu den Mehrzellern. In den Anfängen bildeten wenige Zellen in einer gemeinsamen Hülle eine Lebensgemeinschaft. Aus diesen ersten Zellansammlungen entwickelten sich zunehmend komplexe, mehrzellige Organismen, zu denen alle Tiere und auch der Mensch gehören.

In dem Moment, in dem sich die ursprünglichen Einzeller zu Mehrzellern weiterentwickelten, stellten sich folgende existenzielle Fragen: Wie wird jetzt die Ernährung dieser Zellen im Verbund organisiert? Wie erfolgt die Reinigung ihrer Zellumgebung?

Evolutionsbiologie

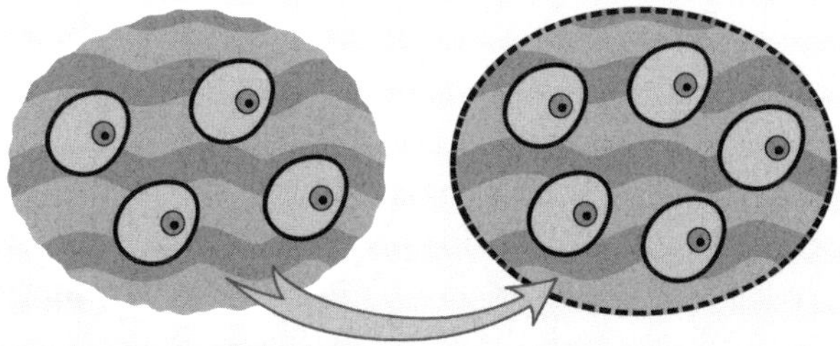

Die Entwicklung vom Einzeller zum Mehrzeller

Wie werden ihre Abfallprodukte abtransportiert? Mit dieser Weiterentwicklung von anfänglichen Lebewesen mit wenigen Zellen hin zum Menschen mit 80 Billionen Zellen stiegen die Anforderungen an die Selbstorganisation und Selbstregulation. Für alle 80 Billionen Zellen, die zum Teil hochspezialisiert sind, mussten die Ernährung, die Kommunikation (Nervensystem, Hormone, Zellbotenstoffe) und die Abwehr organisiert und sichergestellt werden.

Die Lösung: Die Mehrzeller nahmen gewissermaßen das Urmeer mit in ihr Inneres auf und benutzten es weiterhin als ihren Lebensraum. Die Flüssigkeit in der extrazellulären Matrix weist deshalb nahezu die gleiche Zusammensetzung an Mineralien und die gleichen Säure-Basen-Verhältnisse auf wie das Meerwasser. Jetzt mussten die Mehrzeller den Lebensraum ihrer Zellen jedoch selbst regeln, denn die Strömung des Urmeeres oder ein Ortswechsel standen bei Verschmutzung nicht mehr zur Verfügung. Je komplexer die Mehrzeller wurden, umso dringlicher wurden eigene, effektive Regulationsvorgänge für die extrazelluläre Matrix und damit für die Versorgung der Zellen. Der Histologe Prof. Alfred Pischinger bezeichnete die wesentlichen Regulationsvorgänge als die vier Grundregulationen: Die Regulation der extrazellulären Matrix durch das vegetative Nervensystem, durch das Herz-Kreislauf-System, durch das Hormonsystem und durch das Immunsystem. Seine Erkenntnisse über die Selbstregulation wurden in den letzten Jahrzehnten durch die Forschungen von Prof. Hartmut Heine bestätigt.

Infolge von Gemeinsamkeiten in der Evolution sind die vier Grundregulationen bei allen Warmblütern – zu denen auch der Mensch gehört – nahezu identisch. Doch obwohl sie die gleichen Grundregulationen aufweisen, wurde bei Wildtieren bisher weder eine Insulinresistenz noch ein Typ-2-Diabetes festgestellt. Demnach ergibt sich folgende Frage: Was macht der moderne Mensch falsch? Welche Unterschiede gibt es zu uns Menschen? Der Hauptunterschied: Wildtiere bewegen sich ausreichend und verzehren nur artgerechte und somit stoffwechselgerechte Nahrung.

Systembiologie: Glukose und Insulinresistenz

Überträgt man die Sicht der Systembiologie auf das Denken und Handeln in der Medizin, so gilt: dem »System Mensch« alles zukommen zu lassen, was es benötigt, um gesund zu bleiben oder um im Krankheitsfall wieder gesund zu werden. Bei den chronischen Zivilisationserkrankungen, die durch vielfältige Ursachen ausgelöst werden, genügt es deshalb keineswegs, nur einzelne Defizite oder Störfaktoren zu beseitigen. Um eine Heilung zu erreichen, müssen alle »Mängel« im System Mensch beseitigt werden.

Immer mehr medizinische Fachgesellschaften plädieren mittlerweile für multimodale Therapiekonzepte, die im Sinne der Systembiologie in die richtige Richtung weisen. Jedoch muss dieser multimodale Ansatz noch konsequent systembiologisch vervollständigt werden. Denn die Auswahl der Module darf nicht beliebig sein. Für die Therapie einer Insulinresistenz und eines Typ-2-Diabetes genügt es eben nicht, nur eine gesunde Ernährung, ausreichend Bewegung und die Einnahme von Medikamenten zu verordnen. Systembiologische Therapie bedeutet: Alle Bereiche des Lebens müssen bei Defiziten korrigiert werden.

Aus diesen Gründen müssen viele wissenschaftliche Studien kritisch hinterfragt werden, da bei ihnen in der Regel die Wirkung von nur einer einzelnen Substanz auf den Krankheitsverlauf untersucht und bewertet wird. Das Argument für diese Vorgehensweise ist: Gibt man zwei Substanzen, dann weiß man im Endeffekt nicht, welche tatsächlich geholfen hat. Durch eine alleinige Gabe von Magnesium oder Omega-3-Fettsäuren kann jedoch keine gültige Aussage zur Wirkung bzw. Nichtwirkung dieser einzelnen Komponenten gemacht werden, wenn zusätzlich noch weitere Mängel im System Mensch bestehen. Beim Auto ist uns allen klar, dass bei leerem Tank, fehlendem Öl, leerer Batterie und fehlender Luft in den Reifen erst alle Mängel behoben werden müssen, bevor wir weiterfahren können. Übertragen auf den Menschen bedeutet das: Jeder einzelne Mangel muss behoben sein, um wieder gesund zu werden. Der Ansatz, bei multikausal ausgelösten Krankheiten Studien zu einer Monosubstanz und deren Auswirkung zu untersuchen, kann folglich nur zu widersprüchlichen Studienergebnissen führen.

Somit ergibt sich aus der Systembiologie, dass sowohl in der Prävention als auch in der Therapie einer Insulinresistenz und eines Typ-2-Diabetes alle Mängel im System Mensch behoben werden müssen.

Das »Aquarium-Modell«

Die Lebenssituation einer Zelle in unserem Körper können wir mit der eines Fisches in einem Aquarium vergleichen. Schwimmt er in sauberem Wasser, ist er gesund und leistungsfähig. Ist das Wasser jedoch verschmutzt, verliert der Fisch zunehmend seine Gesundheit und Leistungsfähigkeit. Er bekommt Beschwerden, entwickelt vermehrt Symptome und wird schließlich chronisch krank. Jedem Aquariumsbesitzer ist klar, dass er nicht zuerst den Fisch behandeln, sondern das schmutzige Wasser austauschen muss.

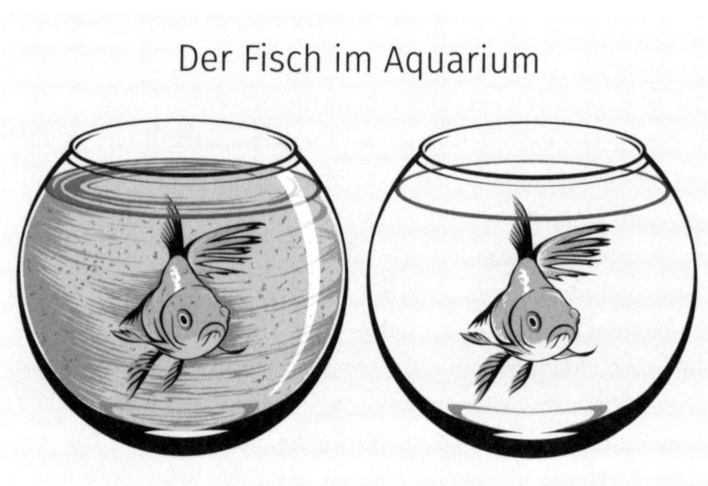

Nur im klaren Wasser fühlt sich ein Fisch wohl.

Wenn die Regulation von Abfluss, Zufluss und Selbstreinigung des Wassers auf Dauer gewährleistet ist, bleibt der Fisch gesund.

Der therapeutische Ansatz der universitären Medizin bei chronischen Zivilisationskrankheiten zielt, vereinfacht ausgedrückt, darauf ab, die Beschwerden und den Gesundheitszustand des Fisches mit Medikamenten zu verbessern. Seine Symptome können dadurch gelindert oder unterdrückt und der Fisch mit seinen chronischen Leiden noch lange am Leben erhalten werden.

Der therapeutische Ansatz der Naturheilkunde dagegen ist es, sich nicht primär um den Fisch zu kümmern, sondern zuerst das Wasser zu reinigen. Durch diese zwei unterschiedlichen Handlungsansätze entstand zwischen der universitären Medizin und der Naturheilkunde eine Gegensätzlichkeit, die angesichts der biologischen Zusammenhänge völlig unnötig ist. Beide Ansätze haben durchaus ihre Berechtigung. Die universitäre Medizin im Sinne einer sofortigen Intervention sowie zur Vermeidung und zur Behandlung von Komplikationen. Die Naturheilkunde dagegen im Sinne einer ursächlich ausgerichteten Langzeitbehandlung mit dem Ziel der Heilung. Wenn von beiden medizinischen Schulen die Zelle in Zukunft im Kontext mit ihrer Umgebung –

der extrazellulären Matrix – betrachtet wird, dann würden sich die heutigen Widersprüche zwischen universitärer Medizin und Naturheilkunde ganz von alleine auflösen.

Das diagnostische Dilemma

Eine absolut verlässliche Analyse der Flüssigkeit in der extrazellulären Matrix (EZM) ist im Moment noch nicht möglich. Versucht man, durch eine Gewebepunktion etwas Flüssigkeit abzuziehen, so erhält man immer eine Mischung von Flüssigkeit aus der EZM, von zerstörten Zellen und aus Blut von verletzten Blutkapillaren. Eine solche Mischung verliert jede medizinische Aussagekraft. Dieser Sachverhalt stellen einer der Hauptgründe dar, weshalb die EZM von vielen Fachleuten noch nicht wahrgenommen wird. Das darf aber nicht zu der Einstellung führen: »Was nicht diagnostiziert werden kann, gibt es nicht.«

Durch die Wahrnehmung der EZM und durch die Entwicklung von modernen Sensoren ergeben sich Fortschritte in der Diagnostik. Im Sommer sieht man immer wieder bei Personen mit freien Oberarmen ein ca. zwei Zentimeter großes rundes, weißes Pflaster. Das sind keine Pflaster im eigentlichen Sinne, sondern festgeklebte Messfühler, deren Sensoren in der EZM liegen. Dort messen sie die Glukosekonzentration, die in der Regel ca. zehn Prozent unter der im Blut liegt. Die Werte werden entsprechend umgerechnet und so kann per Funk jederzeit der Blutzucker auf dem Handy abgelesen werden. Für alle Patienten mit einem Diabetes, vor allem für Kinder mit einem Typ-1-Diabetes, bringt diese Entwicklung eine enorme Erleichterung. Anstatt drei bis fünf Mal oder mehr täglich in den Finger stechen zu müssen, ist mit der kontinuierlichen Blutzuckermessung nur noch zweimal im Monat ein Einstich notwendig, um den Sensor auszuwechseln. Hier brachte die Einbeziehung der extrazellulären Matrix den Patienten einen enormen Fortschritt.

Gleichzeitig wird damit auch aufgezeigt, dass in der Glukoseproblematik neben dem Blut weitere relevante Verteilungsräume bestehen, die in der Diabetologie ebenfalls in Betracht gezogen werden müssen. Die Einbeziehung der Zellbiologie, der Evolutionsbiologie und der Systembiologie wird daher dringend benötigt, um effektive Präventions- und Therapiekonzepte zu erstellen. Nur so können eine neue, biologisch begründete Salutogenese (Gesundheitserhaltung) und eine allgemeingültige Gesundheitskultur entstehen.

Die vier Grundregulationen nach Pischinger

Der Histologe Alfred Pischinger (17. Juli 1899 – 7. Juli 1983) erkannte die vier grundlegenden Regulationen im menschlichen Organismus und nannte sie die Grundregulationen. Bei diesen vier Grundregulationen handelt es sich um das vegetative Nervensystem, das Herz-Kreislauf-System, das hormonelle System und das Immunsystem. Alle vier dienen in erster Linie der lebensnotwendigen Regulation der EZM und des Zellstoffwechsels. Die zentrale Steuerung der vier Grundregulationen erfolgt durch spezielle Zentren im Gehirn. Dort werden Informationen aus der EZM und aus den Organen empfangen, ausgewertet und entsprechende Regulationsvorgänge in die Wege geleitet.

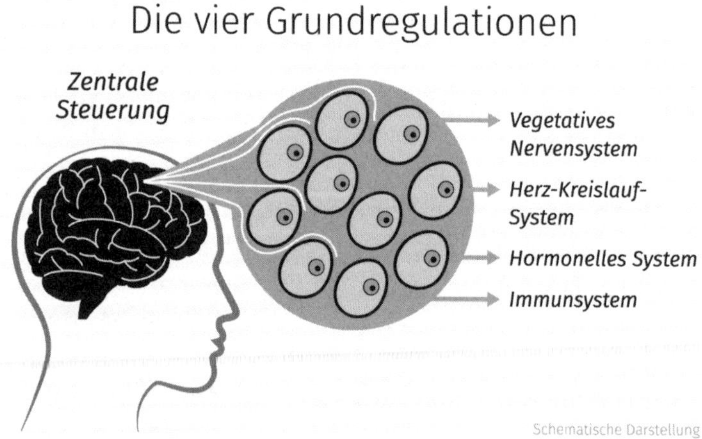

Die vier Grundregulationen nach Pischinger

Das vegetative Nervensystem – die erste Grundregulation

Der Teil des Nervensystems, der nicht mit dem Willen gesteuert wird, ist das sogenannte vegetative Nervensystem. Seine Nervenfasern reichen von den vegetativen Zentren im Gehirn zu Organen wie Herz, Bronchien, Drüsen, Verdauungstrakt oder Blutgefäße. Über diese vegetativen Zentren reguliert und koordiniert es vielfältige Funktionen wie den Herzschlag, den Blutdruck, die Atmung oder die Verdauung. Bisher wenig beachtet wurde jedoch, dass nahezu die Hälfte der vegetativen Nervenfasern nicht zu Organen gelangen, sondern blind in der EZM enden. Dort registrieren sie die chemischen Verhältnisse und informieren die vegetativen Zentren im Gehirn. Anschließend erfolgen die notwendigen regulativen Schritte in Richtung der Organe und EZM. Über das vegetative Nervensystem wird somit das »Urmeer« in uns – die EZM – permanent kontrolliert und korrigiert.

Auch psychische Reize verändern über das vegetative Nervensystem die EZM. Jeder Stressreiz führt zur Ausschüttung des Stresshormons (Noradrenalin) in die EZM. Auf diese Weise wird durch das Noradrenalin der Stoffwechsel der Zellen auf »Flucht oder Kampf« ausgerichtet und in eine Energie verbrauchende, abbauende (katabole) Richtung verschoben. Auf beruhigend wirkende Reize dagegen schütten die vegetativen Nervenfasern das Erholungshormon (Acetylcholin) in die EZM aus. In der Folge wird der Stoffwechsel der Zellen auf Erholung und Regeneration ausgerichtet und damit in eine aufbauende (anabole), regenerative Richtung verschoben.

Durch eine Schädigung der vegetativen Nerven infolge einer Glykierung bei einer Insulinresistenz oder eines Typ-2-Diabetes wird diese vegetative Regulation erheblich gestört. Die notwendigen permanenten Wechsel zwischen verbrauchendem und regenerierendem Stoffwechsel funktionieren nicht mehr. Kommt nun auch noch chronischer Stress hinzu, so verharrt der Stoffwechsel im verbrauchenden Bereich. Die Zellen können jedoch dauerhaft nicht nur Leistung erbringen und Energie verbrauchen, sie benötigen ebenso unbedingt ausreichend Zeit für ihre Regeneration.

Das Herz-Kreislauf-System – die zweite Grundregulation

Über die Funktionsweise des Herz-Kreislauf-Systems überwiegt noch folgende Vorstellung: Das Blut wird vom Herz einmal im Kreis durch den Körper gepumpt. Diese vereinfachte Vorstellung entspricht jedoch nicht den exakten biologischen Gegebenheiten. Tatsächlich wird das sauerstoff- und nährstoffreiche Blut vom Herz über die Arterien hinaus in den Körper gepumpt. Es fließt über die kleinen arteriellen Kapillaren in alle Bereiche der Organe, um dort die EZM mit Sauerstoff und Nährstoffen für die Zellen aufzufüllen. Alle diese Substanzen müssen von den arteriellen Kapillaren also erst die Wegstrecke durch die EZM zu den Zellen durchwandern.

In den Zellen werden Substanzen auf- und abgebaut und die Abfallstoffe in die EZM abgegeben. Diese Abfallstoffe müssen regelmäßig aus der EZM entfernt werden. Der Abtransport kleiner Partikel geschieht über die venösen Kapillaren, große Partikel werden über die lymphatischen Kapillaren entsorgt. Über nachfolgende, größere venöse und lymphatische Gefäße werden die Abfallstoffe dann weiter zu den Ausscheidungsorganen Lunge, Leber und Nieren transportiert. Allerdings haben die venösen und lymphatischen Kapillaren keine glatte Muskulatur, weshalb sie das Blut bzw. die Lymphflüssigkeit nicht selbstständig weitertransportieren können. Daher stellt sich nun die wichtige Frage: Wenn das Herz das sauerstoff- und nährstoffreiche Blut praktisch nur in den Körper pumpt, welche Pumpe ist dann für den Rückfluss zum Herz zuständig? Oder anders: Wie funktioniert der Blutkreislauf wirklich?

Der wesentliche Antrieb für den Rückfluss des Blutes in Richtung Herz im Kapillarstromgebiet kommt von der Skelettmuskulatur. Bei jeder Kontraktion von Skelettmuskelfasern werden kleinste venöse und lymphatische Kapillaren zusammengedrückt. Da sie klappenähnliche Gebilde besitzen, ist die Strömung des Blutes oder der Lymphe in ihnen immer zum Herzen hin ausgerichtet.

Ohne ausreichend aktive und funktionsfähige »Muskelpumpe« kommt es unweigerlich zu einem Stau in den venösen

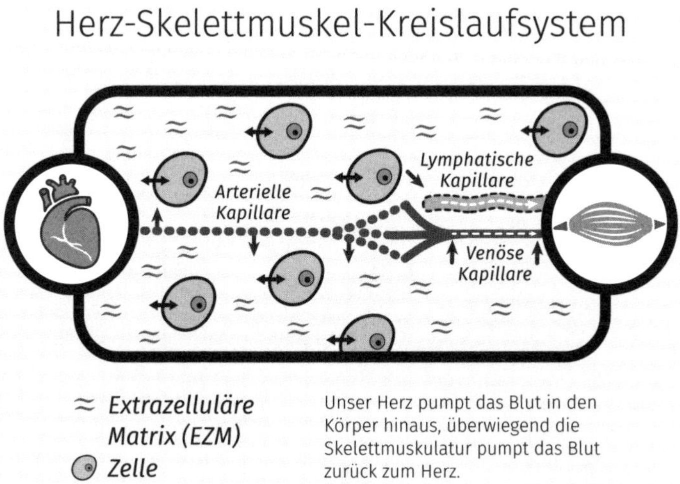

Das Herz-Skelettmuskel-Kreislauf-System

und lymphatischen Kapillaren bis hinein in die EZM. Die Abfallstoffe in ihr werden nun nicht mehr ausreichend abgeführt. Mit der Zeit verdichtet sich die EZM, womit sich die Versorgungssituation der Zellen verschlechtert. Ohne intakte »Muskelpumpe« leiden die betroffenen Zellen, werden krank und sterben schließlich vermehrt ab.

Der menschliche Organismus benötigt deshalb ein regelmäßiges, ausreichendes Maß an körperlicher Bewegung, um die Muskelpumpe in Gang zu halten. Aber auch im Ruhezustand sind unsere Muskeln mit zwei bis drei Prozent ihrer Fasern andauernd aktiv. Nach dem Wiener Neuropsychologen Hubert Rohracher dienen diese fortwährenden, alternierenden und autonomen Muskelfaserkontraktionen der Körperwahrnehmung (Propriozeption), der Thermogenese (Wärmebildung auf 37 Grad) und der Reinigung der EZM. Eine intakte, nicht verspannte Muskulatur in Ruhe und eine regelmäßig bewegte Muskulatur ist demnach eine wesentliche Voraussetzung für saubere Verhältnisse in der EZM.

Vielfältige Einflüsse wie chronischer Stress, monotone Tätigkeiten, Witterungseinflüsse wie Hitze, Kälte, Nässe führen durch

Mikrozirkulation

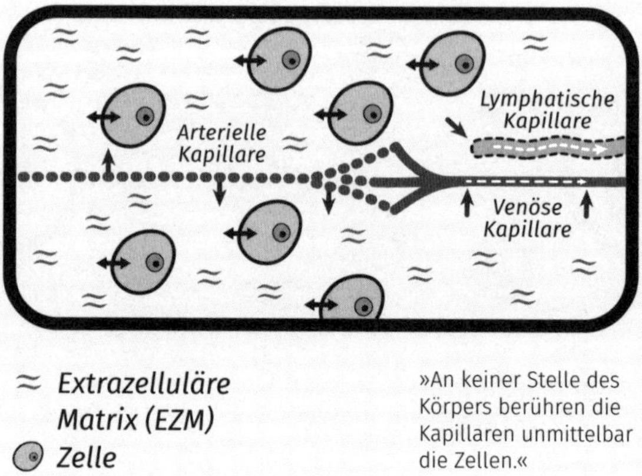

»An keiner Stelle des Körpers berühren die Kapillaren unmittelbar die Zellen.«

C. B. Reichert, 1845

Dekompensierte Mikrozirkulation

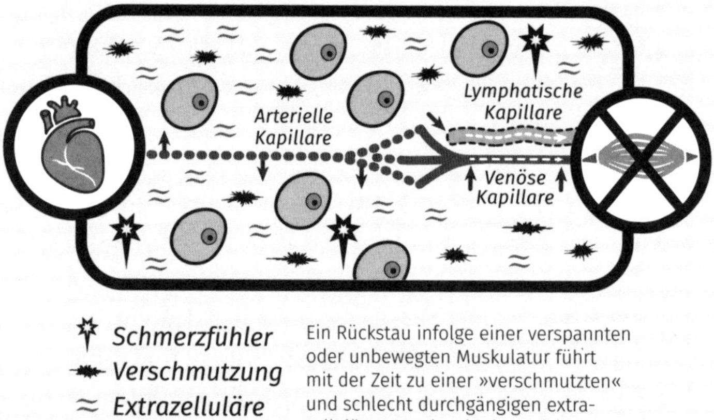

Ein Rückstau infolge einer verspannten oder unbewegten Muskulatur führt mit der Zeit zu einer »verschmutzten« und schlecht durchgängigen extrazellulären Matrix mit einer nicht ausreichenden Zellversorgung, zunehmender Übersäuerung und Schmerzen.

anhaltende Muskelverspannungen zu »Verschlackungen« in der EZM. Der heutige allgemeine Bewegungsmangel verstärkt zusätzlich diese negativen Veränderungen. Kommt zu all diesen Faktoren infolge einer Insulinresistenz oder eines Typ-2-Diabetes auch noch eine Glykierung (Verzuckerung) in der EZM hinzu, so wirkt diese wie ein Brandbeschleuniger: Die Versorgung der Zellen wird massiv beeinträchtigt, Schmerzen und Entzündungen werden ausgelöst.

Das hormonelle System – die dritte Grundregulation

Hormone sind Botenstoffe, die der Kommunikation zwischen den Zellen und der Steuerung der Stoffwechselfunktionen dienen. Die verschiedenen Hormone des Körpers werden über das Herz-Kreislauf-System verteilt. Letztlich gelangen sie über die EZM zu allen Zellen.

Zellen, die von einem bestimmten Hormon angesprochen werden sollen, besitzen die passenden Rezeptoren. Zellen, die von bestimmten Hormonen nicht angesprochen werden sollen, besitzen keine passenden Rezeptoren. Das stellt ein einfaches, aber wirkungsvolles »Schlüssel-in-Schloss-Prinzip« dar. Eine Voraussetzung für die erfolgreiche Kommunikation zwischen den Zellen ist, dass die Botenstoffe die Zellen überhaupt erreichen. Auch dafür muss die EZM unbedingt sauber und durchgängig sein. Oder anders: Ein Grund für Hormonstörungen kann also auch vorliegen, wenn im Blut alle Werte noch im Normbereich sind, die Hormone aber über die verschlackte EZM nicht mehr in den Zellen ankommen.

Das Immunsystem – die vierte Grundregulation

Die einzigen Zellen, die aus dem Blut durch die Kapillarwände in die EZM übertreten können, sind die Abwehrzellen. Sie sind beweglich und spüren dort Viren, Bakterien und Fremdstoffe auf. Die Abwehr von Krankheitserregern findet in erster Linie in der EZM statt. Ob das Immunsystem gut oder schlecht funktioniert – das zeigt sich eindrucksvoll an der Durchlässigkeit der EZM: Ist sie durch Abfallstoffe aus dem Zellstoffwechsel, durch Schadstoffe wie Schwermetalle, Toxine, durch Übersäuerungen oder durch Verzuckerung verschlackt, behindert eine solch verdichtete EZM die Bewegungsfähigkeit und somit die Funktionsfähigkeit der Abwehrzellen. Das Immunsystem ist nun gezwungen, sich andauernd hochzufahren, um in diesen negativen Verhältnissen noch agieren zu können. Darüber hinaus versucht es, über reaktive Entzündungen die Verhältnisse in der EZM zu verbessern, sprich, neu zu gestalten und damit wieder durchlässiger zu machen. Diese Daueraktivierung des Immunsystems ist ein wesentlicher Grund für chronisch unterschwellige Entzündungen (*Silent Inflammations*).

Diagnostik des Blutzuckers und der Insulinresistenz

Die Bezeichnung Diabetes mellitus – für die krankhafte Störung des Glukosestoffwechsels – stammt ursprünglich aus der Diagnostik. In vergangenen Zeiten nahm der Arzt mit seinem Finger vom Urin des Patienten eine kleine Probe und probierte, ob der Urin süß schmeckte oder nicht. Diese Zeiten sind gottlob schon lange vorbei. Die moderne Diabetesdiagnostik besteht aus vielfältigen Laboruntersuchungen, die umfassend Störungen des Glukosestoffwechsels aufdecken. Leider wird dieses Instrumentarium in der Praxis immer noch zu spät eingesetzt, da bei einer beginnenden Glukosestoffwechselstörung bei den Patienten noch charakteristische Beschwerden fehlen. So bleiben negative Veränderungen mit Folgeschäden in den verschiedensten Organen unbemerkt. Oft vergehen Jahre, bis bei einer Routineuntersuchung zufällig erhöhte Blutzuckerwerte entdeckt werden.

Trotz der großen Bedeutung der Laboruntersuchungen sollten die Befragung und die Ganzkörperuntersuchung des Patienten aber nicht außer Acht gelassen werden:

- Wie ernährt er sich?
- Besteht ein Übergewicht? Wie ist die Fettverteilung?

- Gibt es bereits Hinweise auf Nervenschäden oder auf Durchblutungsstörungen?
- Wie schnell verheilen kleine Hautverletzungen?
- Finden sich Hautverfärbungen?

Im Anschluss daran ist die Analyse von Blut- und Urinproben der entscheidende Schritt in der diagnostischen Abklärung einer Störung des Glukosestoffwechsels und der Insulinresistenz.

Nüchternblutzucker. Morgens wird dem Patienten vor dem Frühstück der Blutzucker bestimmt. Ist dieser Wert erhöht, so ergibt sich ein Hinweis auf eine diabetische Stoffwechsellage. Der Nüchternblutzucker unterliegt jedoch vielfältigen Einflussfaktoren. Hat der Patient zum Beispiel am Abend vorher auf das Abendessen verzichtet, so kann der Nüchternblutzucker normal ausfallen, obwohl bereits eine Störung des Glukosestoffwechsels besteht. Hat der Patient dagegen am Abend vorher auf einem Fest kräftig zugelangt, so kann der Nüchternblutzucker erhöht ausfallen, obwohl er sich sonst im Normbereich befindet. Die Werte des Nüchternblutzuckers haben eine Bedeutung – müssen jedoch immer im Kontext mit den Mahlzeiten des Vorabends interpretiert werden. Die Normalwerte für den Nüchternblutzucker bewegen sich zwischen 80 und 100 mg Prozent.

Oraler Glukosetoleranz-Test (oGTT). Der noch nüchterne Patient trinkt morgens in der Arztpraxis innerhalb von fünf Minuten eine Zuckerlösung (75 g Glukose in 300 ml Wasser aufgelöst). Jeweils vor dem Trinken und zwei Stunden danach wird der Blutzucker bestimmt. Während dieser Zeit darf der Proband sich nicht körperlich betätigen, nichts essen oder trinken und auch nicht rauchen. In den Tagen vor dem Test sollte er seine normalen Ernährungs- und Lebensgewohnheiten beibehalten.

Bei dem oGTT oder, einfach ausgedrückt, bei dem »Zuckerbelastungs-Test« handelt es sich um eine Frühdiagnostik, die abklären soll, ob die Blutzuckerregulation noch intakt ist. Nach zwei Stunden sollte der Blutzucker beim Gesunden unter 140 mg Prozent liegen.

Ein Zweistundenwert zwischen 140 und 200 mg Prozent spricht für eine gestörte Glukosetoleranz bzw. für eine mögliche Insulinresistenz oder für einen Prädiabetes. Ein Wert über 200 mg Prozent gilt als Nachweis für einen Typ-2-Diabetes.

HbA1c-Wert. Ist der Blutzucker über einen längeren Zeitraum erhöht, so kommt es zu einer zunehmenden Verzuckerung des Hämoglobins (roter Blutfarbstoff). Das Ausmaß der Verzuckerung einer Hämoglobinvariante (HbA1c) wird laborchemisch bestimmt. Der HbA1c-Wert gibt Auskunft über das Blutzuckerverhalten der ca. letzten drei Monate. Er entspricht einem Blutzucker-Langzeitwert, wird deshalb als »Blutzucker-Gedächtnis« bezeichnet und ist ein sehr aussagekräftiger Wert.

Normalwerte für HbA1c: 4,5–5,7 %
HbA1c über 5,7–6,5 %: deutlich erhöhtes Risiko für einen Typ-2-Diabetes
HbA1c über 6,5 %: Es besteht ein Typ-2-Diabetes.

Kontinuierliche Blutzuckermessung durch CGM-Geräte. Bei den CGM-Geräten handelt es sich um eine recht neue Entwicklung von kleinen Geräten, die über Sensoren den Blutzucker kontinuierlich messen und die Werte auf dem Handy anzeigen. Dazu wird eine dünne Messelektrode ins Unterhautgewebe des Oberarms eingeführt, genauer gesagt: in die EZM. Hier kann sie ca. 14 Tage belassen werden, bevor sie ausgewechselt werden muss. Über das Handy können sowohl die aktuellen Werte als auch der Kurvenverlauf des »Blutzuckers« über 24 Stunden abgefragt werden. In 24 Stunden kann der Sensor über 1000 Messungen durchführen und einen guten Überblick über das Blutzuckerverhalten geben. Zudem kann ein oberer und unterer Blutzucker-Grenzwert eingestellt werden, bei dem das Gerät Alarm schlägt: Sowohl die bedrohlichen Unter- als auch Überzuckerungen werden somit frühzeitig erkannt. Das ist ein enormer Vorteil für alle Patienten, die zu einer Unterzuckerung neigen und dadurch Gefahr laufen, bewusstlos zu werden oder einen Krampfanfall zu erleiden.

Da durch die Nadel kleinste Kapillaren und Zellen verletzt werden, muss man etwa zwei bis drei Stunden warten, bis in der EZM alles wieder »aufgeräumt« und normalisiert ist. Danach kann man in Abständen von wenigen Minuten den Blutzucker abfragen und ist entsprechend informiert, ohne den Patienten in die Fingerbeere stechen zu müssen. Das bedeutet für Patienten mit Diabetes, dass sie nur noch zweimal im Monat gestochen werden müssen und nicht wie bisher zum Teil mehrfach am Tag.

Entgegen des Ausdrucks »Blutzuckermessung«, misst die Sonde den Zucker jedoch nicht im Blut, sondern in der EZM. In der EZM beträgt die Glukosekonzentration etwa 10 Prozent weniger als im Blut. Somit kann der Blutzucker von dem Gerät leicht berechnet und angezeigt werden. Die CGM-Messgeräte stellen einen enormen Fortschritt dar. Durch sie gelingt eine wesentlich bessere Kontrolle der jeweiligen Blutzuckersituation. Vor allem für Kinder mit Typ-1-Diabetes sind sie ein Segen.

Interessanterweise wurde bei der Entwicklung dieser Geräte die EZM – die sonst in der Diabetologie nie berücksichtigt wird – in die Überlegungen miteinbezogen. Eine Messsonde kann allerdings nicht über eine längere Zeit in einem Blutgefäß belassen werden, da die Infektionsgefahr (Blutvergiftung) zu groß ist. Deshalb wich man auf die EZM aus, in der es höchstens zu einer lokalen und damit beherrschbaren Infektion kommen kann.

In der Praxis werden überwiegend nur Messungen des Blutzuckers durchgeführt, während das Insulin sehr selten bestimmt wird. Die Aufdeckung eines überhöhten Insulinspiegels im Blut ist aber für die Beratung des Patienten von enormer Bedeutung. Sie gibt Auskunft darüber, ob bereits eine Insulinresistenz vorliegt oder nicht. Aus diesem Grunde sollten folgende Tests – die Messung des Insulins und der Homa-Index – öfter angewandt werden.

Insulinmessung

Kommt es bei vermeintlich gesunden Personen wiederholt zu plötzlichen, dramatischen Hypoglykämien (Unterzuckerungen), sollte man immer an die Insulinmessung denken. Hier kann es sich um einen selten vorkommenden gutartigen insulinproduzierenden Tumor der Bauchspeicheldrüse handeln, der unabhängig vom Blutzucker abrupt viel Insulin ausschüttet. Die Komplikationen können schwerwiegend sein, deshalb ist es bedeutsam, einen insulinproduzierenden Tumor rechtzeitig zu diagnostizieren.

Bei Verdacht auf eine Insulinresistenz bietet sich die Bestimmung des Insulinspiegels im Blut an. Ein weiterer interessanter Wert ist das C-Peptid im Blut, welches ein Fragment einer Insulin-Vorstufe ist. Der C-Peptid-Wert gibt Auskunft über die Höhe der Insulinproduktion in der Bauchspeicheldrüse: Produziert sie zu viel Insulin, oder ist sie bereits erschöpft und produziert zu wenig?

Eine Insulinresistenz aufspüren

Mit der Bestimmung des **Homa-Index** (Homöostasis-Modell-Assessment-Index) kann eine Insulinresistenz sehr gut aufgedeckt werden. Nach einer Nahrungskarenz über Nacht werden morgens beim Probanden der Nüchtern-Blutzucker und das Nüchtern-Insulin gemessen. Danach wird folgende Formel angewandt:

Nüchtern-Insulin x Nüchtern-Blutzucker geteilt durch 405.
Die sich ergebende Zahl (der Homa-Index) wird folgendermaßen interpretiert:
< 2: Insulinresistenz unwahrscheinlich
> 2–2,5: Hinweis auf Insulinresistenz
> 2,5–5: Eine Insulinresistenz ist wahrscheinlich.
> 5: Eine Insulinresistenz ist vorhanden.

Der Homa-Index verliert natürlich seinen Aussagewert, wenn sich die Bauchspeicheldrüse bereits im Stadium der Erschöpfung befindet und nur noch wenig Insulin produziert.

Unabhängig von den erwähnten Blutzucker- und Insulinwerten können weitere Laborwerte und Untersuchungen wertvolle Hinweise auf einen gestörten Glukosestoffwechsel und eine Insulinresistenz geben. Der Glukosestoffwechsel ist eng mit dem Fettstoffwechsel gekoppelt. Deshalb sollte bei auffälligen Blutfettwerten auch eine Störung des Glukosestoffwechsels in Betracht gezogen werden.

Auch das **Verhältnis von Triglyceriden zu HDL-Cholesterin** können eine Insulinresistenz anzeigen. Erhöhte Triglyceride (Neutralfette) und ein erniedrigtes HDL-Cholesterin im Blut sollten an eine Insulinresistenz denken lassen. Das Verhältnis Triglyceride zu HDL-Cholesterin sollte kleiner 3 sein. Ein Wert über 3 ist ein Hinweis auf den Verzehr von zu viel schnellen Kohlenhydraten, auf eine ständige Erhöhung des Insulinspiegels mit einer Insulinresistenz oder bereits auf einen Typ-2-Diabetes.

In einer **Sonografie der Leber** erkennt man sehr gut eine abnormal helle Leber, was ein wertvoller Hinweis auf eine Fettleber ist. Bei Ausschluss anderer Ursachen, wie zum Beispiel Alkoholmissbrauch oder Virusinfektion, besteht der dringende Verdacht auf eine kohlenhydratinduzierte Fettleber. Diese ist ein deutliches Indiz für einen gestörten Glukosestoffwechsel und für eine Insulinresistenz.

Der einfach durchzuführende **Fettleberindex** gibt Auskunft, ob die Leber verfettet ist oder nicht. Benötigt werden folgende Angaben: Körpergröße, Körpergewicht, der Body-Mass-Index (BMI), der Bauchumfang, die Gamma GT und die Triglyceride. Diese Werte gibt man im Internet in die spezielle Fettleber-Berechnungsformel ein.

Ein Ergebnis unter 30: Die Leber ist mit hoher Wahrscheinlichkeit nicht verfettet. Zwischen 30 und 60, beginnende Fettleber. Über 60 besteht mit großer Sicherheit eine deutliche Fettleber.

Der **BMI (Body-Mass-Index)** galt lange als ein aussagekräftiges Maß für Übergewicht. Mittlerweile ist er zu Recht in den Hintergrund geraten, denn sein Nachteil ist, dass er nichts über die Menge an Fettgewebe oder die Menge an Muskulatur bei Personen mit Übergewicht aussagt. Gewichtheber zum Beispiel haben alle einen hohen BMI, der jedoch nicht aus viel Fettgewebe resultiert, sondern aus einer starken Muskulatur. Ein hoher BMI kann Folgendes bedeuten: Viel Fettgewebe und wenig Muskeln, oder aber umgekehrt. Aussagekräftig ist der BMI jedoch, wenn er zusammen mit dem Bauchumfang interpretiert wird. Am Bauch sitzen nicht so viele Muskeln, weshalb man einen großen Bauchumfang mit vermehrt Fett gleichsetzen kann.

Ein BMI unterhalb von 18,5 bedeutet Untergewicht.
Ein BMI unter 25 bedeutet Normalgewicht.
Ein BMI über 25–30 bedeutet Übergewicht.
Ein BMI über 30 bedeutet Fettsucht (Adipositas), wenn Fett die Ursache der Erhöhung ist und nicht die Muskulatur.

Deutlich aussagekräftiger als der BMI ist die BIA-Messung.
Bei der **BIA-Messung (Bioimpedanzanalyse-Messung)** wird durch je zwei Elektroden an Hand und Fuß ein Wechselstrom durch den Körper geleitet und die Widerstände in den verschiedenen Geweben erfasst. Aus deren Analyse ergibt sich die Körperzusammensetzung: Der Anteil von Fett, Muskulatur, Wasser und Zellmasse. Folgende bedeutsame Fragen werden zum Beispiel durch die BIA beantwortet: Hat der Proband zu viel Fett? Hat er zu wenig Muskulatur? Hat er einen Wassermangel? Oder hat er zu viel Wasser eingelagert?

Diese Werte sind für die Beratung des Patienten und für das weitere Vorgehen äußerst hilfreich. Durch wiederholte BIA-Messungen kann sehr gut eine Therapie-Verlaufsbeobachtung bei einer Gewichtsreduzierung vorgenommen werden. Die BIA-Messung weist keine Nebenwirkungen auf, darf jedoch bei implantierten elektrischen Geräten (z. B. Herzschrittmacher) sowie an Schwangeren nicht angewandt werden.

Mit der **HRV-Messung (Herzratenvariabilität-Messung)** werden die zeitlichen Abstände der einzelnen Herzschläge gemessen. Es handelt sich dabei nicht primär um eine Herzdiagnostik, sondern um eine Abklärung der Regulationsfähigkeit des vegetativen Nervensystems. Der natürliche Herzschrittmacher des Herzens – der Sinusknoten – unterliegt andauernd wechselnden Einflüssen des Sympathikus und des Parasympathikus. Bei einer guten Regulationsfähigkeit wechseln sich die beiden in ihrem Einwirken auf den Sinusknoten ab und es ergeben sich zwischen den einzelnen Herzschlägen recht unterschiedliche zeitliche Abstände. Bei der HRV-Messung wird somit der Sinusknoten nur benutzt, um einen Überblick über die Regulationsfähigkeit des vegetativen Nervensystems zu gewinnen. Je größer die Variabilität der zeitlichen Abstände zwischen den Herzschlägen, umso besser spielen Sympathikus und Parasympathikus zusammen und umso besser reagiert der Körper auf unterschiedliche Reize.

Bei einer chronischen Stressbelastung zeigt sich in der HRV eine verminderte Variabilität. Das bedeutet: Es liegt ein Sympathikotonus oder gar eine sympathikotone Starre vor. In einem solchen Zustand wird vermehrt Kortison ausgeschüttet, das wiederum den Blutzucker erhöht. Eine Verzuckerung der vegetativen Nerven verstärkt wiederum die Regulationsstörung im vegetativen Nervensystem. Wichtig zu wissen ist dabei auch: Eine Daueraktivierung des Sympathikus führt zu einem verbrauchenden (katabolen) Zellstoffwechsel und letztlich zu einem ATP-Mangel (Mangel an Zellenergie). Fehlt der Einfluss des Parasympathikus, so fehlt der aufbauende (anabole) Zellstoffwechsel und somit ausreichend ATP. Da Regeneration – Gesundwerdung – nur im parasympathischen Zustand erfolgen kann, verhindert eine sympathikotone Starre bei jeder Krankheit die Ausheilung. Und somit auch bei einem gestörten Glukosestoffwechsel, einer Insulinresistenz oder einem Typ-2-Diabetes.

Die notwendige Stoffwechselflexibilität

In der Evolutionsgeschichte gab es bei unseren Vorfahren immer wieder längere Hungerphasen, weshalb wir mit einem Hungerstoffwechsel ausgestattet sind. Steht vorübergehend mal keine Nahrung zur Verfügung, so wird das Überleben durch körpereigene Reserven gesichert. Die Glukosevorräte der Leber und der Muskulatur sind im Hungerzustand bereits nach mehreren Stunden aufgebraucht. Für die wenigen Zellen, wie die Erythrozyten (rote Blutkörperchen), die ausschließlich auf Glukose angewiesen sind, wird etwas Muskeleiweiß abgebaut und in der Leber zu Glukose umgewandelt. Die Energieversorgung aller anderen Zellen wird durch die Bildung von Ketonkörpern (Buttersäure, Essigsäure) gesichert. Zu deren Produktion werden aus dem Fettgewebe Fettsäuren freigesetzt und diese in der Leber zu Ketonkörpern umgebaut. Erst durch die Ketogenese konnten längere Hungerphasen überlebt werden. Sie ermöglicht ein langes Fasten in geistiger Frische, da durch die Ketonkörper die Energieversorgung der Gehirnzellen gewährleistet und stabilisiert wird. Im Hungerzustand mit niedrigen Blutzucker- und Insulinwerten wird also rasch auf die Fettverbrennung umgestellt und der Körper somit befähigt, auf seine Fettvorräte als Hauptenergiequelle zuzugreifen. Auf diese Weise wird eine anhaltende Energieversorgung erreicht, da das Körperfett eine sehr ergiebige Energiequelle darstellt.

Hungerstoffwechsel und Ketogenese

Durch eine ketogene Ernährung kann auf gewisse Weise der Hungerstoffwechsel nachgeahmt werden. Sie beinhaltet sehr viel Fett, ausreichend Eiweiß und extrem wenig Kohlenhydrate. Der Anteil an Kohlenhydraten soll dabei unter 50 Gramm pro Tag betragen. Deshalb werden Obst, Getreideprodukte, Kartoffeln und stärkehaltige Gemüse ganz weggelassen oder massiv eingeschränkt. Erlaubt ist zum Beispiel Avocado, die viel Fett und wenig Kohlenhydrate beinhaltet. Weiterhin können Salat und stärkearmes Gemüse wie Spinat oder Brokkoli verzehrt werden. In den Lebensmittelgeschäften gibt es bereits Nudeln und Brot ohne Kohlenhydrate. Da Obst und einige Gemüsesorten in der ketogenen Diät weitgehend eingeschränkt werden, sollte man diese nur kurzfristig durchführen, da sonst unweigerlich ein Mangel an Mikronährstoffen droht.

Bereits vor nahezu hundert Jahren wurde die ketogene Diät bei Kindern mit einer Epilepsie eingesetzt. Auch heute noch wird sie bei einem Nicht-Ansprechen der Epilepsie auf Medikamente verordnet. Mittlerweile wird der Einsatz der ketogenen Diät auch bei vielen anderen Erkrankungen diskutiert. So wird in der Therapie der Alzheimer-Erkrankung immer häufiger die ketogene Diät eingesetzt und erforscht. Mit den Ketonkörpern werden die Gehirnzellen effektiv mit Energie versorgt, was die Gehirnfunktion unterstützt und sich positiv auf die geistige Stabilität auswirkt. Letztlich können durch die Ketonkörper Gehirnzellen vor dem Untergang bewahrt werden. Auch bei Migräne wird eine ketogene Diät als vorübergehende Maßnahme empfohlen. In der Onkologie wird ebenfalls vermehrt über sie berichtet, da Krebszellen ausschließlich Glukose verstoffwechseln.

Berühmtester Vertreter der »Eiweiß-Diät«: Robert Atkins

Bekannt wurde die ketogene Diät vor allem durch Robert Atkins (1930–2003), der gegen den großen Widerstand seiner damaligen Kollegen eine modifizierte ketogene Diät – die Atkins-Diät – als Abnehm- und Ernährungstherapie entwickelte und empfahl. Diese ketogene Diät führt sehr rasch und effektiv zu niedrigen Blutzucker- und Insulinspiegeln und ermöglicht somit ein schnelles Umschalten auf die Freisetzung und die Verbrennung von Fettsäuren zur Energiebildung. Sie normalisiert und stabilisiert den Hormonhaushalt von Insulin, Glukagon und Cortisol. Umgekehrt führt ein Ungleichgewicht der aufgeführten Hormone bei einer andauernden Insulinresistenz dazu, dass der Energiestoffwechsel von einer permanenten Verfügbarkeit von Glukose abhängig ist. Diese einseitige Abhängigkeit von Glukose wirkt sich negativ auf die körperliche und geistige Belastbarkeit sowie auf die Stimmung aus. Evolutionsbiologisch ist unser Stoffwechsel nicht auf eine Zeit des dauernden Überflusses an Nahrung, vor allem nicht auf ein Zuviel an schnellen Kohlenhydraten, ausgerichtet. Die Stoffwechselflexibilität – das schnelle Umschalten von der Kohlenhydrat- auf die Fettverbrennung – ist den modernen Menschen weitgehend verloren gegangen. Aufgrund dieser biologischen Gegebenheiten müssen in der heutigen Zeit geeignete Maßnahmen ergriffen werden, um die Stoffwechselflexibilität wiederzuerlangen – nur so können einer Insulinresistenz und einem Typ-2-Diabetes vorgebeugt werden.

Übergewicht reduzieren: Wie man intelligent und gesund abnimmt

Übergewicht ist mittlerweile ein Massenphänomen, das vor allem durch die weitverbreitete »Kohlenhydrat- und Insulinmast« verstärkt wird. Allein in Deutschland sind übergewichtige Personen mit einem Anteil von nahezu 60 Prozent bereits in der Mehrzahl. Da es sich beim Übergewicht bzw. bei der Adipositas um einen erheblichen Risikofaktor für die Entstehung chronischer Krankheiten handelt, sind effektive Präventions- und Therapiekonzepte dringend notwendig.

Beim Abnehmen sollte die Reduktion des Fettgewebes unter Schonung der Muskulatur im Vordergrund stehen. Die sichtbaren Fettpolster unter der Haut dienen vor allem als reine Energiespeicher und halten uns zudem warm. In der Bauchhöhle findet sich das Fett als Ummantelung der Organe wie Leber, Bauchspeicheldrüse oder Nieren und auch als Verfettung in ihrem Inneren. Dieses viszerale Fett (Bauchfett) ist durchaus vergleichbar mit einer großen Drüse und produziert nachweislich über 200 Adipokine

(Botenstoffe), die schwerwiegende krank machende Veränderungen in unserem Körper auslösen.

Unter anderem bewirkt das Bauchfett eine Leptinresistenz, wodurch die Wirkung von Leptin (ein Botenstoff) abgeschwächt wird. Leptin sorgt während des Essens dafür, dass unser Hungergefühl reduziert wird. Bei einer Leptinresistenz stellt sich das Sättigungsgefühl beim Essen also nur schwach und viel später ein. Den Betroffenen fehlt die natürliche Bremse, wodurch sie unkontrolliert weiteressen. Andere unerwünschte Botenstoffe aus dem Bauchfett fördern zum Beispiel die Insulinresistenz, die Entstehung eines Typ-2-Diabetes oder eines Bluthochdrucks. Wegen dieser gesundheitlichen Risiken sollte man einen zunehmenden Bauchumfang sehr ernst nehmen. In diesem Fall gilt es, rasch Gegenmaßnahmen zu ergreifen, um das viszerale Fett abzubauen.

Viszerales Fett abbauen

Waage und BMI sagen bei einem Übergewicht leider nichts darüber aus, wo sich das Körperfett hauptsächlich befindet. Sehr hilfreich ist hierzu die Messung des Bauchumfanges, die jeder an sich selbst durchführen kann. Dazu wird ein Maßband um die Bauchmitte zwischen dem unteren Rippenbogen und dem oberen Rand des Beckenknochens gelegt. Danach wird ausgeatmet und der Wert vom Maßband abgelesen. Ein niedriges Risiko besteht bei einem Bauchumfang bei Männern bis 94 Zentimeter und bei Frauen bis 80 Zentimeter. Bei höheren Werten steigt das Risiko zunehmend an und wird ab einem Taillenumfang von über 102 Zentimetern beim Mann und über 88 Zentimetern bei der Frau zunehmend gefährlicher.

Selbstverständlich gilt für alle übergewichtigen Personen: Wer abnehmen möchte, muss pro Tag mehr Kalorien verbrauchen, als er zuführt. Die Differenz sollte er aber unbedingt aus seinen Fettdepots und nicht aus der Muskulatur beziehen – schließlich soll das Fett und nicht die Muskeln abgebaut werden. Damit das entsprechend passiert, ist die Auswahl der Nahrungsmittel bei einer Reduktionskost ganz entscheidend. Man sollte jedoch aus der Tatsache, dass ein Gramm Fett neun Kilokalorien mit sich bringt und ein Gramm Glukose nur vier Kilokalorien, nicht einfach folgern: Fett macht fett und Kohlenhydrate machen schlank. Daraus würde die falsche Empfehlung resultieren, das Fett einzuschränken und die Kohlenhydrate anzureichern. Falsch deshalb, da bei dieser Empfehlung die negativen Auswirkungen auf den Glukose- und Insulinstoffwechsel nicht in Betracht gezogen werden: Selbst wenn ich meine Kalorien deutlich reduziere, aber weiterhin schnelle Kohlenhydrate wie Weißmehlprodukte, süße Getränke und Süßigkeiten zu mir nehme, kommt es zu einer überschießenden Insulinausschüttung. Ein hoher Insulinspiegel bedeutet, dass überschüssige Glukose in Fett umgewandelt und die Fettverbrennung gleichzeitig gehemmt wird. Wer Fett abbauen möchte, muss aus diesem Grunde unbedingt seine Insulinausschüttung gering halten. Anders ausgedrückt: Blutzucker- und Insulinkurve müssen durch eine entsprechend sinnvoll zusammengesetzte Reduk-

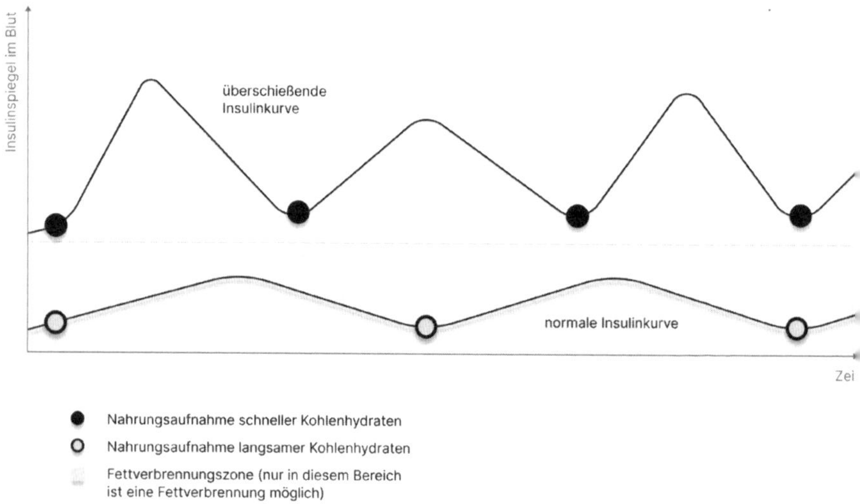

Fettverbrennung in Abhängigkeit zum Insulinspiegel

tionskost flach gehalten werden. Nur auf diese Weise gelingt es, Fettsäuren aus dem Fettgewebe freizusetzen, die Fettverbrennung in Gang zu bringen und das Fett abzuschmelzen.

Fettverbrennung in Gang setzen

Eine reine Kalorienreduktion ohne eine gesunde Ernährungsumstellung führt also nicht zum gewünschten Abnehmerfolg. Je mehr schnelle Kohlenhydrate wir zu uns nehmen, desto mehr wird die Freisetzung von Fettsäuren durch das erhöhte Insulin blockiert. Die fehlenden Kalorien werden dadurch nicht – wie gewünscht – aus dem Fettgewebe bezogen, sondern aus Eiweiß durch den Abbau von Muskulatur. Was bedeutet: Das Fett bleibt unangetastet und die Muskulatur schwindet. Daraus resultiert die oft geäußerte Klage: »Abnehmen vertrage ich nicht, nach jeder Abnehmkur werde ich schwächer.«

Gesundes Abnehmen ist viel mehr als nur Kalorienzählen und deren notwendige Reduktion. Viel bedeutsamer ist die Zusammenstellung der Reduktionskost, denn ein erfolgreiches und gleichzeitig gesundes Abnehmen kann nur gelingen, wenn die schnellen Kohlenhydrate wie Süßigkeiten, süße Getränke und Weißmehlprodukte weitgehend gestrichen werden. Auf den Teller gehören demnach nur Speisen, die den Glukose-, den Insulin- und den Fettstoffwechsel rasch normalisieren. Aus diesen Gründen gilt es, bei jeder Reduktionskost unbedingt die Vorgaben der LOGI-Ernährung nach Dr. Nicolai Worm konsequent einzuhalten. Lassen Sie sich nicht dadurch verunsichern, dass Beilagen wie Nudeln, Reis, Kartoffeln und Brot immer noch als Sättigungsbeilagen bezeichnet werden. Diese schnellen Kohlenhydrate erzeugen zwar kurzfristig ein Sättigungsgefühl, bewirken jedoch durch eine reaktive Unterzuckerung nach ein bis zwei Stunden wieder ein Hungergefühl. Fleisch oder Fisch verursachen dagegen keine wesentlichen Schwankungen des Blutzuckers. Diese eiweißhaltigen Nahrungsmittel sättigen längerfristig, regen den Stoffwechsel an und schonen die Muskulatur. Reichlich Eiweiß ist deshalb zu Beginn einer Abnehmphase sehr sinnvoll und hilfreich. Das sind die Gründe, weshalb der Verzehr von einem Eiweißshake anstelle einer Mahlzeit das Abnehmen erheblich erleichtert. Werden Mahlzeiten durch Eiweißshakes ersetzt, so wird eine Blutzuckererhöhung vermieden, der Glukose- und Insulinstoffwechsel rasch normalisiert und eine Insulinresistenz abgebaut. Diese Stoffwechselnormalisierung muss beim Bemühen, Körperfett zu reduzieren, im Vordergrund stehen. Deshalb ist für Personen, die abnehmen wollen, eine fachliche Beratung notwendig. Die negativen Auswirkungen einer Glukose- und Insulinerhöhung müssen unbedingt vermittelt und in jedes Abnehmprogramm aufgenommen werden. Demnach ist nicht nur ein reduzierter Kaloriengehalt zu beachten, sondern auch die Zusammensetzung der Nahrung: Sie muss die Fettverbrennung ermöglichen und das Hungergefühl durch die Vermeidung von reaktiven Unterzuckerungen dämpfen.

Die evolutionsbiologische Prägung überwinden

Die evolutionsbiologische Prägung macht es uns Menschen nicht leicht, freiwillig die Nahrungszufuhr einzuschränken, weshalb die Psyche bzw. der Wille zusätzlich eine entscheidende Rolle spielen. In Urzeiten hatten unsere Vorfahren immer wieder Angst zu verhungern. War Nahrung vorhanden, so galt: »Iss, solange was da ist.« Die Völlerei beim Essen war eine sinnvolle Überlebensstrategie, denn die nächste Hungerphase kam unweigerlich. Das Fettgewebe war der Vorrat für kommende Notzeiten. Die Phasen des Fettaufbaus und des Fettabbaus wechselten sich in der Vorgeschichte der Menschheit regelmäßig ab. Aus diesem Wechsel wird für viele Menschen – in Zeiten des andauernden Überflusseses – jedoch eine Einbahnstraße: Sie bauen immer mehr Fettgewebe auf.

Dazu kommt, dass in den Urzeiten ein sorgsamer Umgang mit den angesammelten Kalorien im Fettgewebe überlebensnotwendig war: »Wenn Nahrung vorhanden ist und du nicht jagen und sammeln musst, sei faul und vergeude keine Kalorien.« Dieses Verhaltensmuster steckt noch in uns und erklärt den erheblichen Drang zu Bequemlichkeit und zur körperlichen Trägheit. In der heutigen Zeit leben wir aber genau in umgekehrten Verhältnissen: Den meisten Menschen stehen andauernd Nahrungsmittel im Überfluss zur Verfügung, sie sind ohne wesentlichen körperlichen Einsatz erreichbar, und zudem beinhaltet unser Alltag viel weniger Bewegung(snotwendigkeit). Diese evolutionsbiologischen Verhaltensmuster erschweren vielen Personen das Abnehmen erheblich: Essen wurde mit Lust und Freude belegt, Hunger dagegen bedeutet Stress. Aus diesen Gründen kommt der Motivation beim Abnehmen eine große Bedeutung zu.

Tipps für die Umsetzung:

- Setzen Sie sich ein realistisches Ziel für Ihr Wunschgewicht und für die Zeit, in der Sie dieses erreichen wollen.
- Wiegen Sie sich immer zur selben Zeit, am besten 1- bis 2-mal pro Woche morgens, nüchtern.
- Tragen Sie Ihr Körpergewicht, Ihren BMI oder noch besser Ihre BIA-Werte in eine Tabelle ein.
- Tun Sie sich nach Möglichkeit mit anderen zusammen, denn ein gemeinsames Vorhaben schafft gegenseitige Motivation und eine erhebliche Verbindlichkeit.
- Lassen Sie sich fachlich zum Beispiel über den hilfreichen Einsatz von Mahlzeiten-Ersatzpräparaten wie Eiweißshakes beraten.

Empfehlenswert ist hier das Abnehmprogramm von Bodymed, das nachweislich sehr erfolgreich ist. In diesem Programm werden in den ersten Wochen zwei von drei Mahlzeiten durch Eiweißshakes ersetzt. Anschließend wird über 14 Tage nur noch eine Mahlzeit ersetzt. Gleichzeitig erfolgt die konsequente Umstellung auf die LOGI-Ernährung. Der Sinn dieses Vorgehens ist nicht nur eine Gewichtsabnahme, sondern die rasche Normalisierung des Glukose- und Insulinstoffwechsels, der Blutfette und des Blutdrucks. Das Bodymed-Abnehmprogramm unterscheidet sich dadurch erheblich von einer reinen Reduktionkost und erzielt bessere Ergebnisse. Mittlerweile haben zum Beispiel die DAK-Gesundheit und 40 Betriebskrankenkassen Versorgungsverträge mit der Bodymed AG zur Therapie der Adipositas geschlossen. Bei einem BMI ab 30 und bestehenden Begleiterkrankungen wird das Bodymed-Programm für ein Jahr bezahlt. Erkundigen Sie sich bei Ihrer Krankenkasse, ob auch sie das Bodymed-Abnehmprogramm anbietet. Finden Sie heraus, ob sich ein Bodymed-Center in Ihrer Umgebung befindet. Dort erhalten Sie eine kompetente Beratung und können an Kursen teilnehmen. Weiterhin erhalten Sie dort hilfreiche Hinweise zur LOGI-Ernährung, zu LOGI-Rezeptbüchern, zu kalorienreduzierten LOGI-Tagesplänen und zur LOGI-Pyramide.

Denken Sie vor allem daran, dass Sie alle Nahrungsmittel weglassen, die den Blutzucker rasch und übermäßig erhöhen. Ihr Gehirn zählt keine Kalorien, reagiert jedoch stark auf Schwankungen des Blutzuckers. Bei einem Unterzucker entsteht sofort ein Hungergefühl. Seien Sie sich bewusst, dass es in der Anfangsphase des Abnehmens zu einem gewissen Entzug mit einem starken Verlangen nach schnellen Kohlenhydraten kommen kann. In den ersten 1–2 Wochen ist Ihr Wille und Durchhaltevermögen deshalb besonders gefragt, um die Ernährungsumstellung konsequent beizubehalten. Denn gerade zu Beginn des Abnehmens ist es sehr wichtig, sofort den Glukose- und den Fettstoffwechsel zu normalisieren.

- Bevorzugen Sie beim Trinken Wasser oder ungesüßten Tee, das spart nicht nur Kalorien, sondern hält auch die Glukose- und Insulinkurve flach.
- Ihren Fettstoffwechsel können Sie durch Grüntee, Grünteeextrakte, Chili und L-Carnitin anregen.
- Beginnen Sie, vermehrt Ausdauer- und Kraftsport zu betreiben. Dadurch werden mehr Kalorien verbrannt, die Freisetzung von Fettsäuren unterstützt und der Ruhestoffwechsel nach dem Training erhöht.

Die sportliche Betätigung sollte täglich, mindestens über 30 Minuten, absolviert werden. Es hat sich als günstig erwiesen, sich zur eigenen Kontrolle einen Schrittzähler zuzulegen. Insgesamt sollten über den Tag verteilt ca. 10 000 Schritte erreicht werden.

Weiterhin ist die Reduktion von chronischen Stresseinflüssen sinnvoll, denn bei Stress wird vermehrt Cortisol ausgeschüttet. Cortisol wiederum setzt in der Leber vermehrt Glukose frei und fördert den Aufbau des ungesunden Bauchfetts. Stress wird zudem gerne durch den Verzehr von süßen Leckereien kompensiert, die dabei jedoch meist unkontrolliert gegessen werden.

Planvoll Erfolge erzielen

Erstellen Sie mit den genannten Maßnahmen einen Plan und geben Sie sich ausreichend Zeit. Das Übergewicht entsteht in der Regel langsam, umgekehrt kann es auch nur langsam abgebaut werden. Man rechnet dabei in Zeiträumen von Wochen und Monaten, wobei die Geschwindigkeit, mit der das Fettgewebe abgebaut wird, natürlich erheblich von der Intensität und Konsequenz der ergriffenen Maßnahmen abhängt.

Manchen Betroffenen gelingt es trotz aller guten Vorsätze, Unterstützung und Anstrengungen nicht, ihr Gewicht erfolgreich zur Norm zu regulieren. Hier bietet die Pharmaindustrie neuerdings Medikamente an, die man sich selbst unter die Haut spritzen kann. Diese Abnehmspritzen dämpfen erfolgreich den Appetit, reduzieren das Hungergefühl und verhindern bei den Betroffenen das ständige Denken ans Essen. Nach den bisherigen Erfahrungen und Studien ergeben sich durch dieses Vorgehen erhebliche Erfolge – auch bei Personen, die bisher trotz aller Mühen gescheitert sind. Für viele Betroffene erscheint es der einfachste Weg, ihr Problem mit dem Übergewicht medikamentös zu lösen. Dadurch ist man von all den Anstrengungen und Entbehrungen des Abnehmens befreit.

Sicherlich kann diese neue Therapie in Betracht gezogen werden, wenn bisher alle Versuche gescheitert sind. Das Übergewicht hat Nebenwirkungen – die neuen Medikamente aber ebenso. Bisher fehlen die Langzeiterfahrungen einer breiten und dauerhaften Anwendung der Abnehmspritzen. In der Vergangenheit gab es auch schon mehrere Medikamente zur Unterstützung der Gewichtsreduzierung. Nach zwei bis drei Jahren wurden sie jedoch alle wieder vom Markt genommen, da sie schwere Nebenwirkungen bis hin zu Todesfällen aufwiesen. Daher sollte man nicht einfach den vordergründig bequemeren Weg einschlagen, sondern sehr genau die Vor- und Nachteile abwägen.

Eine weitere Abnehmoption für extreme Fälle von Übergewicht, die noch zur Verfügung steht, ist die operative Anlegung eines Magenbandes (bariatrische Operation). Sie wird nur empfohlen, wenn nichts anderes mehr hilft, in der Regel ab einem BMI von 45 und höher. Bei diesem operativen Eingriff wird der Magen mit einem Band etwas zugeschnürt und damit sein Fassungsvermögen verkleinert. Das hat zur Folge, dass die Menge der verzehrten Speisen auf kleine Portionen reduziert werden muss, wodurch es den Patienten leichter fällt, die Kalorienaufnahme ebenfalls zu reduzieren. Aber das ist noch nicht alles: In der Magenwand befinden sich spezielle Nerven, die überprüfen, wie gefüllt der Magen ist, und die das Gehirn darüber informieren. Bei leerem Magen wird der Botenstoff Ghrelin ausgeschüttet, der ein Hungergefühl auslöst. Je mehr wir nun essen, desto mehr wird unser Magen gedehnt – und diese Dehnung löst die Ausschüttung des Leptins aus. Es sorgt während des Essens für ein zunehmendes Sättigungsgefühl. Durch das operative Anlegen eines Magenbandes wird eine Dehnung der Magenwand jedoch viel schneller erreicht: Die Betroffenen sind deutlich früher satt.

Wenn durch Medikamente oder Operationen ein starkes Übergewicht effektiv reduziert werden kann, ist das unbestritten ein therapeutischer Erfolg. Wird dabei aber lediglich weniger gegessen und die Nahrung nicht auf eine Kost umgestellt, die den Glukose- und Insulinstoffwechsel normalisiert, werden sich die Stoffwechselparameter – wie Blutzucker und Blutfette – trotz des Gewichtsverlustes nicht vollständig normalisieren. Deshalb sollte jegliche Maßnahme zur Gewichtsreduktion mit der gleichzeitigen Umstellung auf die LOGI-Ernährung erfolgen. Ohne Änderung der Ernährungs- und Lebensweise bleibt die Gewichtsabnahme – durch welche Maßnahme auch immer – weitgehend eine an dem Symptom Übergewicht orientierte Therapie. Für eine ursächliche Therapie ist jedoch die Mitwirkung des Patienten notwendig. Aus diesem Grund sollten vor allem stark übergewichtige und gefährdete Patienten von einem Team aus Hausarzt, Diabetologe, Chirurg, Ernährungsfachkraft, Psychologe und Physiotherapeut beraten, behandelt und begleitet werden. Auch, um nach einer erfolgreichen Reduzierung des Übergewichts das erreichte Gewicht dauerhaft zu halten.

Die Fettleber – eine stille Bedrohung

Eine Verfettung der Leber beginnt schleichend und unbemerkt, ergibt aber mit der Zeit gravierende gesundheitliche Probleme. Dieses Thema erinnert schnell an die Stopfgänse in Südfrankreich, die über einen Trichter mit Mais- und Getreidekörnern gemästet werden. Durch die rein kohlenhydratreiche, hochkalorische Ernährung vergrößert und verfettet sich ihre Leber in kurzer Zeit massiv und wird nach der Schlachtung als Delikatesse verkauft. Dabei handelt es sich um eine klassische kohlenhydratinduzierte Fettleber.

Wenig überraschend ist, dass in den letzten Jahrzehnten bei den Menschen ebenfalls vermehrt eine Fettleber vorkommt. Denn unsere Ernährungsweise hat sich zunehmend der hochkalorischen und der kohlenhydratreichen Zwangsernährung der Stopfgänse angenähert. In Deutschland sind mittlerweile über 30 Prozent der Bevölkerung mehr oder weniger von einer Fettleber betroffen. Bei den übergewichtigen Personen mit Typ-2-Diabetes schätzt man den Anteil auf ca. 70 bis 80 Prozent. Eine Fettleber findet sich jedoch auch bei normalgewichtigen Personen. Man geht davon aus, dass etwa 15 Prozent der Schlanken ebenfalls von diesem Problem betroffen sind.

Die Fettleber macht krank. Unbehandelt führt sie zu entzündlichen Reaktionen und schließlich zu Vernarbungen (Leberzirrhose). Die Leberzirrhose stellt wiederum ein Risiko für die Entstehung von Leberkrebs dar. Die Leber – »das Labor des Körpers« – wird durch die Verfettung zunehmend schwach und droht mit der Zeit ganz auszufallen. Somit handelt es sich bei der Fettleber um eine ernsthafte Erkrankung, die mit der Zeit vermehrt gesundheitliche Probleme bis hin zu lebensgefährlichen Komplikationen mit sich bringt.

Ursachen erkennen

Das Fatale dabei ist, dass die Fettleber anfänglich kaum Beschwerden bereitet, weshalb sie meist lange Zeit unentdeckt bleibt. Da sich in der Leber keine Schmerzfühler befinden, tun krankhafte Veränderungen nicht weh. Lebererkrankungen äußern sich nicht durch Schmerzen, sondern durch Beschwerden wie Müdigkeit, rasche Erschöpfung, Verdauungsprobleme und Blähungen. In der Medizin wird dieser Sachverhalt folgendermaßen beschrieben: »Der Schrei der Leber ist die Müdigkeit.«

Die weitverbreitete Über- und Fehlernährung mit ihrem hohen Anteil an Süßigkeiten, süßen Getränken und Weißmehlprodukten verursacht die Verfettung der Leber: Nicht übermäßiges Fett verursacht also die Fettleber, sondern übermäßig viel schnelle Kohlenhydrate. Heute wird die Leber andauernd mit einem Überangebot an Glukose und Fruktose überflutet. Zunächst wird die überschüssige Glukose in der Leber zu Fett umgebaut, anschließend in das Fettgewebe transportiert und dort deponiert. Mit der Zeit wird Fett dann auch in der Leber und in andere innere Organe eingelagert. Diese krankhafte Veränderung wird als »nichtalkoholische Fettleber« (NAFLD) bezeichnet, da sie nicht durch einen chronischen und übermäßigen Alkoholkonsum ausgelöst wird. Inzwischen ist nicht mehr der Alkoholismus die häufigste Ursache einer Lebererkrankung, sondern die zu viel und zu rasch resorbierbare Glukose und Fruktose.

Die kohlenhydratinduzierte nichtalkoholische Fettleber ist alles andere als ungefährlich, denn je länger die Leberverfettung andauert, umso mehr führt sie zu Entzündungen, zu einer verstärkten Bindegewebsvermehrung mit Narbenbildung bis hin zu einer Leberzirrhose. Es gilt also: Je früher eine Fettleber erkannt und behandelt wird, umso besser und schneller regeneriert sich die Leber. Frühzeitig entdeckt und mit einer Ernährungsumstellung therapiert – weniger schnelle Kohlenhydrate, mehr Eiweiß und mehr gesundes Fett –, kann dieses Krankheitsgeschehen komplett ausheilen.

Bei einem erhöhten Leberwert (Gamma GT) in Kombination mit einer Blutfetterhöhung (Triglyceride) sollte an eine Fettleber gedacht werden. Kommen noch eine Glukosestoffwechselstörung und Übergewicht hinzu, so wird die Abklärung dringlich. Ein weiterer Hinweis ist eine sehr helle Leberstruktur in der Ultraschalluntersuchung infolge ihrer Verfettung. Andere Ursachen für eine Lebererkrankung müssen natürlich immer ausgeschlossen werden.

Das Risiko für eine Leberverfettung und deren Diagnose lassen sich durch den Fettleber-Index recht einfach feststellen. Im Internet findet sich unter dem Begriff »Fettleber-Index« eine Berechnungsformel, die Giorgio Bedogni entwickelt hat. Diese Formel ist wissenschaftlich gut abgesichert und hat eine hohe Aussagekraft. Das bedeutet, dass sie sehr verlässliche Resultate liefert, ob die Leber verfettet ist oder nicht. Benötigt werden hierzu folgende Angaben: die Körpergröße, das Körpergewicht, der Body-Mass-Index und der Taillenumfang. Dazu noch zwei Laborwerte, die beim Hausarzt bestimmt werden können: die Gamma GT und die Triglyceride. Alle Werte gibt man in die Berechnungsformel im Internet ein. Bei einem Ergebnis von unter 30 ist die Leber mit hoher Wahrscheinlichkeit nicht verfettet. Zwischen 30 und 60 befindet sich der- oder diejenige auf dem Weg in eine Fettleber. Über 60 besteht mit großer Sicherheit bereits eine deutliche Fettleber.

Therapie starten

Eine Fettleber gibt Substanzen in die Blutbahn ab, die den Glukosestoffwechsel erheblich stören und so das Risiko für die Entwicklung eines Typ-2-Diabetes erhöhen. Tübinger Forscher berichteten 2010 in diesem Zusammenhang über die Substanz Fetuin-A.

Bei einer verfetteten, entzündeten Leber ist dieser Botenstoff in einer erhöhten Konzentration im Blut zu finden und vermindert die Wirkung des blutzuckersenkenden Insulins. Die Bauchspeicheldrüse produziert mehr Insulin und der Insulinspiegel steigt weiter an, sodass eine Insulinresistenz verstärkt wird. Eine Fettleber wirkt somit auf die Glukose- und Insulinproblematik wie ein Brandbeschleuniger.

Die Therapie der Fettleber erfolgt durch eine rasche und konsequente Ernährungsumstellung auf die LOGI-Ernährung. Zusätzlich muss anfänglich auch eine deutliche Reduktion der Kalorienzufuhr über mehrere Wochen erfolgen. Ein Übergewicht sollte abgebaut und leberbelastenden Substanzen wie Alkohol oder nicht notwendige Medikamente sollten weglassen werden. Weiterhin gilt es, chronische Stressbelastungen zu reduzieren, da sie den Blutzucker in die Höhe treiben. Zur Unterstützung der Ausheilung erweist sich die Einnahme von ca. zwei Gramm Omega-3-Fettsäuren aus Fisch- oder Algenöl, von Olivenöl und von Mariendistel- oder Artischockenpräparaten als hilfreich.

Die Prävention und die Therapie der Fettleber ist somit eigentlich recht einfach: LOGI-Ernährung, Kalorienreduktion, deutlich mehr körperliche Bewegung, das Weglassen von schädigenden Substanzen, weniger Stress und mehr Entspannung. Klugerweise setzt man diese Punkte am besten vorbeugend um und nicht erst, wenn eine Fettleber oder andere ernährungsbedingte Erkrankungen bereits entstanden sind.

Eine besonders schnelle und erfolgreiche Therapie der Fettleber gelingt durch das »Leberfasten nach Dr. Worm«. Dabei erfolgen in den ersten 14 Tagen eine deutliche Reduktion der Kalorienzufuhr und eine massive Absenkung des Kohlenhydratanteils in der Nahrung. Zusätzlich werden hochwertige Eiweißshakes, Ballaststoffe und leberschützende Substanzen wie Taurin, Cholin, L-Carnitin und Vitamin E eingesetzt. Nach den bisherigen Erfahrungen können damit nach ca. zwei Wochen ein Abbau von 35–70 Prozent des Leberfetts und eine weitgehende Normalisierung der Leberfunktion erreicht werden. Im Anschluss an diese ersten 14

Tage Leberfasten nach Dr. Worm erfolgt dann eine mehrwöchige Phase zur weiteren Gewichtsabnahme und danach die Phase der Gewichtsstabilisierung. Ist die Leber entfettet, das Gewicht weitgehend normalisiert, sollte man sich weiterhin vernünftig ernähren und ausreichend körperlich bewegen. Das alles genügt bereits, um einer erneuten Verfettung der Leber vorzubeugen.

Erfreulicherweise werden durch die Entfettung der Leber ein Absenken des Glukose- und Insulinspiegels im Blut und eine Normalisierung des Fettstoffwechsels erreicht. Das bedeutet: Blutzucker, Blutfette (Triglyceride, LDL-Cholesterin) und Blutdruck streben zur Norm zurück. Das Leberfasten nach Dr. Worm stellt somit bei Personen mit einer Insulinresistenz und einem Typ-2-Diabetes eine bedeutsame Maßnahme zur Verbesserung des Glukosestoffwechsels dar.

Zusammenfassend muss man festhalten: Es gibt kein zugelassenes Medikament, welches eine Fettleber heilt. Der Schlüssel zur Therapie liegt in der Eigenverantwortung des Einzelnen, vor allem in seinem Ernährungs- und Bewegungsverhalten.

Ein gesundes Ernährungskonzept
Interview mit Dr. med. Hardy Walle

Dr. med. Hardy Walle ist Internist und Ernährungsmediziner in eigener Praxis. Er ist Gründer und Vorstand der Bodymed AG. Seit Jahrzehnten engagiert er sich für eine Ernährungsberatung und für ein Abnehmkonzept, das schon sehr früh die Problematik der erhöhten Glukose- und Insulinspiegel berücksichtigte. Die Themen Übergewicht, Abnehmen, Insulinresistenz, Typ-2-Diabetes, Fettstoffwechselstörungen und Bluthochdruck sind seit langer Zeit in seinem Fokus. Sein Leitspruch lautet: »Weg mit den Verboten, hin zu vernünftigen Ernährungsempfehlungen.«

Dr. Dickreiter: *Lange Zeit empfahlen die Fachgesellschaften: »Esst viel Kohlenhydrate und wenig Fett.« Sie haben bereits sehr früh eine Gegen-*

position vertreten. Wie kamen Sie zu der Erkenntnis, dass diese offizielle Empfehlung in die falsche Richtung geht?
Dr. Walle: Ich habe der Ernährung schon sehr früh eine hohe Bedeutung zugemessen. Deshalb absolvierte ich als junger Arzt die Ausbildung zum Ernährungsmediziner und setzte das Gelernte in meiner Praxis um. So empfahl auch ich übergewichtigen Patienten: »Esst viel Kohlenhydrate und wenig Fett.« Von diesen Patienten musste ich jedoch immer wieder einige wegen unklarer, erhöhter Leberwerte zur weiteren Diagnostik ins Krankenhaus einweisen. Danach kamen sie mit der Diagnose »kohlenhydratinduzierte Fettleber« in meine Praxis zurück.

Bei dieser Diagnose ist Ihnen sicher rasch der Widerspruch zu Ihren damaligen Ernährungsempfehlungen aufgefallen.
Ja. Diese Patienten hatten nicht nur erhöhte Leberwerte, sondern in aller Regel zusätzlich einen gestörten Glukose- und Fettstoffwechsel und auch einen hohen Blutdruck.

Haben Sie deshalb Ihre Ernährungsberatung verändert?
Nach intensiver Beschäftigung mit der Fachliteratur und den neuesten Studien wurde mir klar, dass mich die Ausbildung zum Ernährungsmediziner inhaltlich zum Teil in die falsche Richtung geführt hatte. Folglich stellte ich meine Empfehlungen auf die LOGI-Ernährung um. Bei den Patienten mit einer Fettleber erzielte ich damit in relativ kurzer Zeit sehr gute Heilungserfolge. Und das nicht nur in Bezug auf die Leber, sondern auch auf alle anderen Stoffwechselfaktoren. Selbst eine Gewichtsabnahme erfolgte schneller, fiel den Patienten leichter und war anhaltender.

Was hat Sie dann vor 25 Jahren veranlasst, Ihr Ernährungskonzept für ein erfolgreiches und nachhaltiges Abnehmen – das Bodymed-Konzept – zu entwickeln und die Firma Bodymed zu gründen?
Das Übergewicht mit allen Folgeerkrankungen wurde in unserem Land zu einem immer größeren Problem. Damals herrschte noch die Ansicht: »Iss weniger, reduziere deine Kalorien, und alles wird

gut.« Aber eine derartige Reduktionskost in Kombination mit den kohlenhydratreichen Ernährungsempfehlungen konnte nach meiner Erfahrung überhaupt nicht funktionieren. Natürlich kann man nur abnehmen, wenn man weniger Kalorien zuführt, als man verbraucht. Doch mit der reinen Kalorienreduktion wird noch lange nicht alles gut. Die Frage, die mich damals beschäftigte, war: Wie funktioniert ein erfolgreiches, gesundes und nachhaltiges Abnehmen?

Demnach muss in der Reduktionskost der Kohlenhydratanteil abgesenkt und der Eiweißanteil erhöht werden, um rasch den Glukose- und Fettstoffwechsel zu normalisieren.
Exakt. Das ist das Entscheidende in der akuten Abnehmphase, ebenso wie für den Langzeiterfolg. Neben der Reduktion der schnellen Kohlenhydrate muss der Eiweißanteil erhöht werden. Mit den normalen Lebensmitteln ist das nicht so einfach, deshalb haben wir eiweißreiche Shakes als Ersatz für ein bis zwei Mahlzeiten in das Bodymed-Konzept integriert. Diese Shakes dürfen jedoch nicht mit den ebenfalls angebotenen – zum Teil sehr billigen – kohlenhydratreichen Abnehmshakes verwechselt werden.

Kann ich das auf folgenden Nenner bringen: Wer viel und das Falsche isst, nimmt schneller zu. Wer wenig und das Falsche isst, nimmt zwar ab, baut aber überwiegend Muskulatur statt Fett ab.
Genau. Und deshalb sahen wir ja die Notwendigkeit, unser Bodymed-Abnehmprogramm für die vielen Betroffenen zu entwickeln und zu verbreiten. In den mittlerweile über 1500 Bodymed-Centern werden die Teilnehmenden geschult und längerfristig betreut.

Zeigen sich durch dieses Vorgehen wesentlich bessere Therapierfolge als bei den anderen Abnehm-Diäten?
Ja, unsere positiven Erfahrungen decken sich mit den Ergebnissen vieler internationaler Studien, welche die kohlenhydratarme und eiweißreiche Reduktionskost untersuchten. Aber der »Prophet im

eigenen Land« muss sich bekanntlich erst beweisen. Deshalb führte ich mit meinem Team mehrere wissenschaftliche Studien durch: Die Resultate zeigten eine klare Überlegenheit des Bodymed-Abnehmprogramms gegenüber den verglichenen nicht kohlenhydratreduzierten und nicht eiweißreichen Diäten.

Wie weit ist das Bodymed-Abnehmprogramm heute in der Ernährungswissenschaft und in der Praxis akzeptiert?
In den Leitlinien der Fachgesellschaften vom April 2014 wurde als Neuerung in den Empfehlungen eine kohlenhydrat- und fettverminderte Reduktionskost aufgeführt. Mittlerweile wird das Bodymed-Mahlzeiten-Ersatzprogramm für Übergewichtige mit einem BMI zwischen 30 bis 39,9 sogar von den Leitlinien der Fachgesellschaften empfohlen.

Der Erfolg spricht für Ihr Abnehm-Konzept. Sie haben gemeinsam mit Dr. Nicolai Worm ein weiteres Ernährungstherapie-Konzept auf den Weg gebracht: Das Leberfasten nach Dr. Worm.
Das sahen wir als Notwendigkeit an. Von einer Fettleber ist in Deutschland bereits die Hälfte der Bevölkerung betroffen, vor allem die Übergewichtigen und die Patienten mit einer Insulinresistenz und einem Typ-2-Diabetes. Dieses – bisher wenig beachtete gesundheitliche Problem – muss vor allem wegen dessen Folgeerkrankungen dringend gelöst werden. Früher dachte man, eine Fettleber entsteht im Rahmen eines Metabolischen Syndroms, was nicht ganz falsch ist. Heute sieht man es jedoch eher umgekehrt: Zuerst entwickelt sich eine Fettleber und in der Folge dann ein Metabolisches Syndrom.

Wird eine unbemerkte und unbehandelte Fettleber andauernd mit viel Glukose und Fruktose überflutet, so bringt das also weitere negative Veränderungen auf den Weg?
Man muss sich das so vorstellen: Wenn der Leber dauernd zu viel Glukose zugeführt wird, so baut sie die überschüssige Glukose in Fett um. Kommt zusätzlich noch viel Fruktose dazu, so wird diese

dann nicht mehr zu Glukose, sondern ebenfalls direkt in Fett umgewandelt. Dieses kohlenhydratinduzierte Fett wird sowohl in der Leber selbst als auch im Fettgewebe gespeichert.

Die Aufnahmekapazität der Fettzellen ist ja nicht unbegrenzt – aber wo geht das Fett dann hin?
Die Fettzellen können tatsächlich irgendwann nicht mehr und dann steigen die Triglyceride zunehmend im Blut an. In den Laborwerten zeigt sich eine deutliche Fettstoffwechselstörung. Zusätzlich führt die Fettleber zu einer weiteren Erhöhung des Blutzuckers. Eine gesunde Leber gibt während der Nacht etwas Glukose ins Blut ab, damit der Blutzucker nicht zu tief abfällt. Nach dem Frühstück stoppt das ansteigende Insulin die Produktion und Abgabe von Glukose in der Leber. Ist die Leber jedoch insulinresistent, so passiert Folgendes: Die Leber produziert auch nach dem Frühstück weiter Glukose und erhöht damit den Blutzucker. Das steigert wiederum die Insulinausschüttung in der Bauchspeicheldrüse und verstärkt die Insulinresistenz. Weiterhin fördert das hohe Insulin eine Gewichtszunahme und einen hohen Blutdruck. Und damit sind wir im Metabolischen Syndrom gelandet.

Eine an schnellen Kohlenhydraten reiche und überkalorische Ernährung treibt also eine Spirale im Stoffwechselgeschehen an, die letztlich über eine Fettleber in ein Metabolisches Syndrom führt. Ein Bewegungsmangel kommt dann zusätzlich als Brandbeschleuniger hinzu.
So ist es. Darum sollten eine Fettleber, die nicht umsonst als »stille Bedrohung« bezeichnet wird, sowie eine Insulinresistenz früh erkannt und rechtzeitig behandelt werden. Schon nach 14 Tagen Leberfasten nach Dr. Worm ergibt sich nachweislich bereits eine deutliche Verbesserung. Entscheidend ist, dass der gesamte Stoffwechsel rasch normalisiert wird. Dafür müssen die schnellen Kohlenhydrate über diese Zeit massiv reduziert und der Eiweißanteil erhöht werden.

Vielen Dank für das Gespräch.

Ist Fruktose wirklich der gesündere Zucker?

Fruchtzucker – Fruktose –, das hört sich doch recht gesund an, denken viele. Tatsächlich trifft das im Zusammenhang mit dem Verzehr von Obst auch zu. Wird Fruktose jedoch in sehr großen, unnatürlichen Mengen zugeführt, so tritt das Gegenteil ein: Fruktose im Übermaß belastet und stört verschiedenste Stoffwechselprozesse und entfaltet dadurch sehr gesundheitsschädliche Wirkungen.

Das Besondere an der Fruktose ist, dass sie nicht wie Glukose von den Zellen aufgenommen und verwertet werden kann. Sie wird ausschließlich in der Leber verstoffwechselt. Diese wandelt Fruktose zu Glukose um, sodass sie nun von den Zellen verwertet werden kann. Die aus der Fruktose stammende Glukose führt normalerweise nur zu einem geringen Blutzuckeranstieg und zu einer geringen Insulinausschüttung. Aus diesen Gründen wurde Fruktose lange Zeit für Patienten mit Diabetes als besonders günstig eingeschätzt und zum Verzehr empfohlen. Das gilt jedoch nur für die wenige Fruktose nach dem Verzehr von Obst! Für die übermäßige Zufuhr von Fruktose – wie zum Beispiel in Limonaden, Smoothies und Quetschies – war dies jedoch eine totale und gesundheitsschädliche Fehleinschätzung. Denn verzehrt man unnatürlich viel Fruktose, wird diese in der Leber zu Glukose umgewandelt, was den Blutzucker und die Insulinausschüttung sehr wohl deutlich erhöht. Flutet weiterhin Fruktose in großen Mengen an, wird die aus ihr gebildete überschüssige Glukose als Glykogen (Zuckerspeicher) in der Leber gespeichert. Sind die Glykogenspeicher in der Leber irgendwann voll, wird die überschüssige Glukose in Triglyceride umgewandelt und im Fettgewebe des Körpers, aber auch als Fett in der Leber gespeichert. Somit kann auch ein Zuviel an Fruktose die Entstehung einer Fettleber massiv begünstigen.

Fruktose in unnatürlichen Mengen führt also auch zu einer Blutzucker- und Insulinerhöhung, fördert die Insulinresistenz, führt zu einer Leberverfettung und zu einer Zunahme des allgemeinen Fettgewebes. Das sind jedoch noch nicht alle negativen Folgen einer übermäßigen Zufuhr von Fruktose. Während Glukose das Ghrelin – ein Hunger auslösendes Hormon – hemmt und Leptin – ein Appetit dämpfendes Hormon – steigert, bewirkt Fruktose genau das Gegenteil: Fruktose fördert den Appetit und damit das Übergewicht. Weiterhin senkt sie die Empfindlichkeit der Insulinrezeptoren und stellt damit einen Risikofaktor für eine Insulinresistenz dar.

Der Überschuss ist ein relativ neues Problem

Die vielen gesundheitlichen Probleme, die mit dem Verzehr von zu viel Fruktose ausgelöst werden, sind erst in der Neuzeit entstanden. In der Evolution stellten die Fruktose und ihre notwendige Umwandlung zu Glukose nie ein Problem für unsere Vorfahren dar. Fruktose flutete niemals in zu großen Mengen in der Leber an, denn es gab nur die saisonalen Früchte zu essen und diese meist auch nicht in großen Mengen. Heute jedoch besteht eine völlig andere Situation. Fruktose wird oft täglich in großen Mengen verzehrt. In sehr vielen Getränken und Fertiggerichten findet sich eine erhebliche Beimischung an Fruktose. So befindet sich zum Beispiel Fruktose hochkonzentriert in Softgetränken, in Fruchtsäften, Obst-Smoothies und in vielen Fertigprodukten wie Pizzen, Ketchup usw. Besonders in den Fertiggerichten findet sich oft Fruktose durch Zugabe von Maissirup. Hinzu kommt der Haushaltszucker (Saccharose), der zu 50 Prozent aus Fruktose besteht. Der tägliche Verzehr von Fruktose summiert sich somit recht schnell auf eine völlig unnatürliche Menge.

Das Fatale an der Fruktose-Problematik ist, dass auch viele Kinder beispielsweise durch die beliebten Quetschies betroffen sind. Die große Menge an Obst, die ein Kind in einem einzigen Quetschie püriert zu sich nimmt, könnte es niemals unpüriert verzehren. Anstatt ihrem Kind also etwas Gutes zu tun, fluten Eltern mit jedem Quetschie die Leber mit einem Zuviel an Fruktose mit den beschriebenen krankmachenden Folgen. Ein gewöhnlicher Apfel, den das Kind selbst zerkauen muss, ist deutlich gesünder und natürlicher.

Der gesundheitsgefährdende Aspekt von Fruktose wurde lange nicht erkannt, ja, bis vor 30 Jahren wurde sie in der Medizin noch für unbedenklich gehalten. Da unmittelbar nach dem Verzehr von Obst die Fruktose nur einen geringen Anstieg des Blutzuckers und des Insulins auslöst, wurden früher fruktosehaltige Produkte für Diabetiker als sehr geeignet empfohlen. Der amerikanische Prof. John Bartle veröffentlichte in den frühen 1980er Jahren einen Artikel mit dem Titel: »Fruktose, möglicherweise das gesündeste aller Kohlenhydrate.« Er führte auf, dass es keinen Grund gäbe, weshalb Diabetiker auf Haushaltszucker, der je zur Hälfte aus Glukose und Fruktose besteht, verzichten sollen. Diese Einschätzung war eindeutig falsch. Es wurde übersehen, dass Softdrinks, Obst-Smoothies, Fertiggerichte usw., die Leber täglich mit Fruktose fluten und viele negative Auswirkungen auf den Weg bringen: Der Glukose- und Insulinspiegel im Blut werden erhöht, die Leber verfettet, die Blutfette steigen deutlich an, der Aufbau von Fettgewebe wird begünstigt, der Appetit gefördert und das Übergewicht steigt an. Letztlich führen diese negativen Auswirkungen in das Metabolische Syndrom.

Blick auf die Kinder: Glukose, Insulinresistenz und Typ-2-Diabetes

Kinder sind von der Zuckerproblematik noch deutlich stärker betroffen als Erwachsene. Denn der kindliche Organismus, der sich ja noch in der Entwicklungsphase befindet, reagiert viel empfindlicher auf Störungen. Einen ganz erheblichen Störfaktor stellt die übermäßige Zufuhr von schnellen Kohlenhydraten dar, wodurch immer häufiger Kinder bereits in frühen Jahren in eine Insulinresistenz oder in einen Typ-2-Diabetes geraten.

Vor Jahrzehnten waren Kinder noch nahezu ausschließlich von der seltenen Form des Typ-1-Diabetes betroffen. Dieser wurde als »juveniler Diabetes« bezeichnet, da er praktisch nur bei Kindern und Jugendlichen vorkam. Der Typ-1-Diabetes entspricht einer

Autoimmunerkrankung, bei der die körpereigene Abwehr die insulinproduzierenden Zellen in der Bauchspeicheldrüse zerstört. Der Typ-1-Diabetes entsteht durch das plötzliche Fehlen von Insulin sehr abrupt und mit massiven Symptomen. Der Typ-2-Diabetes – der früher als »Altersdiabetes« bezeichnet wurde – beginnt dagegen sehr schleichend und anfänglich unmerklich.

Da der Typ-2-Diabetes vor allem durch die negativen Faktoren der modernen Lebensweise verursacht wird, ist es nicht verwunderlich, dass auch immer mehr Kinder und Jugendliche daran erkranken. Sie sind heute in viel stärkerem Maße von einer Fehl- und Überernährung und von einem Bewegungsmangel betroffen als Kinder und Jugendliche in früheren Zeiten. Nach offiziellen Angaben erkranken in Deutschland derzeit pro Jahr mehrere Hundert Kinder an einem Typ-2-Diabetes – und diese Patienten werden immer jünger. Eine Kinderärztin berichtete vor Kurzem in einem Interview: »Ich behandele bereits Grundschüler wegen eines Typ-2-Diabetes. Meine jüngste Patientin ist vier Jahre alt.«

Spirale abwärts

Bei den meisten Kindern kommt es heute durch ihre ungesunde Ernährungsweise und ihren Bewegungsmangel tagtäglich zu einer Überforderung ihres Glukosestoffwechsels. Mit der Zeit führt dies in eine Insulinresistenz und letztlich in den Typ-2-Diabetes. Im Körper der Kinder finden sich dadurch bereits sehr früh krankhafte Veränderungen, die vor Jahrzehnten ausschließlich bei älteren Menschen gefunden wurden. Eine interessante Studie zu dieser Problematik wurde auf dem europäischen Kardiologenkongress 2012 vorgestellt. Die Wissenschaftler untersuchten ca. 12 000 Kinder und Jugendliche auf Risikofaktoren für eine koronare Herzerkrankung (KHK), also für eine Durchblutungsstörung der Herzkranzgefäße. Bereits bei den Normgewichtigen fanden sie in 20 Prozent Risikofaktoren für eine KHK. Bei den übergewichtigen Kindern in 83 Prozent und bei den extrem übergewichtigen in 98 Prozent.

Die Risikofaktoren für eine Gefäßverkalkung betreffen natürlich nicht nur die Herzkranzgefäße, sondern auch alle anderen Arterien. An der Universität Rostock ergab im Jahre 2010 eine Doktorarbeit über Ultraschalluntersuchungen von Halsschlagadern bei 13-jährigen Kindern folgendes Ergebnis: Von den 51 adipösen Probanden wiesen bereits 34 Prozent Verdickungen der Arterienwände auf. Zu diesem Thema berichtete der SPIEGEL 15/2013, dass ca. 700 000 Kinder in Deutschland an einem Bluthochdruck und an einer Gefäßverkalkung leiden. Passend dazu lautete die Überschrift: »Chronisch krank wie Opa.«

In Deutschland gibt es etwa zwei Millionen übergewichtige Kinder, davon sind 700 000 adipös mit einem BMI über 30. In der Tageszeitung vom 2. März 2024 ist unter der Überschrift: »Die Welt wird immer dicker« zu lesen, dass sich der Anteil der Übergewichtigen unter Heranwachsenden zwischen fünf und 19 Jahren verdoppelt hat. Ohne die Korrektur der Risikofaktoren – vor allem Fehlernährung und Bewegungsmangel – hin zu einer art- und kindgerechten Lebensweise kommt es nach wenigen Jahren nicht nur zu Übergewicht, sondern gewissermaßen im Zeitraffer ebenso zu einem Typ-2-Diabetes. Und in der Folge immer früher zu weiteren Zivilisationskrankheiten und Komplikationen. Deshalb ist es nicht verwunderlich, dass jeder fünfzehnte Patient mit einem schweren Herzinfarkt heute jünger als 45 Jahre ist.

Zur Zuckerproblematik bei Kindern fand sich in einem Artikel folgende treffende Überschrift: »Fett am Bauch, Zucker im Blut.« Das ist sehr aussagekräftig, doch finden sich bei den fettleibigen Kindern nicht nur erhöhte Blutzuckerwerte, sondern ebenso häufig auch eine Insulinresistenz, eine Fettstoffwechselstörung, eine Fettleber und ein hoher Blutdruck. Das Fatale an all diesen krankhaften Veränderungen ist, dass sie auch bei Kindern sehr lange symptomlos bleiben. Erst mit dem Fortschreiten der Insulinresistenz und des Typ-2-Diabetes treten Symptome wie Durst, vermehrtes Wasserlassen und Müdigkeit auf. Solche Symptome lassen bei Kindern jedoch nicht sofort an einen Typ-2-Diabetes denken. Das bedeutet letztlich: Eine Insulinresistenz und ein Typ-

2-Diabetes werden bei Kindern meist sehr spät entdeckt und können bereits Folgeschäden verursacht haben. Aus diesem Grund müssen übergewichtige und bewegungsarme Kinder früh auf eine Glukosestoffwechselstörung untersucht werden. Das macht Sinn, denn sowohl die Insulinresistenz als auch der Typ-2-Diabetes sind umkehrbar und heilbar.

Überforderung des kindlichen Organismus

Kinder reagieren auch wegen des folgenden Sachverhalts deutlich empfindlicher als Erwachsene auf eine Glukoseüberfrachtung des Blutes: Bei einem ca. 30 Kilogramm schweren Kind beträgt die gesamte Blutmenge etwa zwei Liter. Bei einem 70 Kilogramm schweren Erwachsenen dagegen fünf Liter. Die Normalwerte der Glukosekonzentration im Blut – 80 bis 100 mg Prozent – sind für Kinder und Erwachsene gleich. Ebenso gilt für beide der absolute Gehalt an Glukose pro Liter im Blut: ein Gramm pro Liter. Das Kind hat zwei Liter Blut und darin etwa zwei Gramm Glukose, der Erwachsene hat fünf Liter Blut und darin etwa fünf Gramm Glukose. Deshalb ist die Grenze der Belastbarkeit des Glukosestoffwechsels bei Kindern durch die Zufuhr von Süßigkeiten oder anderer schneller Kohlenhydrate viel rascher erreicht. Oder anders ausgedrückt: Ein Kind reagiert auf die Zufuhr von schnellen Kohlenhydraten viel empfindlicher. Eine Glas Limonade – mit 20 Gramm Glukose – schnell getrunken, steigert die Menge an Zucker im Blut des Kindes um das 10-Fache, beim Erwachsenen dagegen nur um das 4-Fache. Beides ist nicht gut, aber bei Kindern ist die entsprechende Wirkung auf den Glukosestoffwechsel noch viel schlechter. Deshalb gilt es, auf die Kinder besonders achtzugeben, denn schon vier kleine Schokoeier – nebenbei verdrückt – bringen ca. 20 Gramm Glukose mit sich.

Das ist für Eltern nicht immer ein einfaches Unterfangen. Die Vorliebe für Süßes ist den Kindern wohl durch eine genetische Komponente mitgegeben. Zudem ist bekannt, dass Zucker den Botenstoff Serotonin, ein Glücksgefühle auslösender Botenstoff, im Gehirn erhöht. Weiterhin ist durch mehrere Studien belegt, dass Zucker im Gehirn die gleichen Nervensysteme aktiviert wie Drogen oder Rauschmittel. Das bedeutet, dass schnelle Kohlenhydrate (Süßigkeiten, Weißmehlprodukte, Limonade usw.) eine gewisse Sucht erzeugen, die das Verlangen nach Süßem steigert. Zucker macht demnach vordergründig glücklich, jedoch auch abhängig oder gar süchtig. Das erklärt manches am Verhalten der Kinder an den Kassen der Supermärkte: Ein erhebliches Durchsetzungsvermögen ist vonnöten, wenn diese etwas Süßes sehen und unbedingt haben wollen. Ausgerechnet beim langen Warten an der Kasse werden »Süchtige« dem Anblick ihrer Begierde ausgesetzt: Kinder einer großen Auswahl an Süßigkeiten und alkoholabhängige Personen einer genauso großen Auswahl an kleinen Flaschen mit allen möglichen alkoholischen Getränken. Ein Unding!

ADHS als Folge von hohem Zuckerkonsum

Ein weiteres Problem der heutigen Kinder ist die ADHS (Aufmerksamkeitsdefizit-Hyperaktivitätsstörung). Es wird geschätzt, dass ca. fünf Prozent der Kinder im Alter von 3–17 Jahren davon betroffen sind. Zu der Erkrankung an ADHS tragen sicherlich viele Faktoren bei. Vermutet werden eine genetische Disposition, Störungen des Dopaminstoffwechsels im Gehirn, Nahrungsmittelunverträglichkeiten (Gluten, Weizen, Milch), der Mangel an körperlicher Bewegung, Mangel an Mikronährstoffen – aber eben auch der erhöhte Zuckerkonsum.

Dr. Lars Lien von der Universität Oslo konnte in einer Studie die Bedeutung der Ernährung für eine ADHS aufzeigen. Er untersuchte bei 5000 Jugendlichen im Alter von 15–16 Jahren den Einfluss des täglichen Softdrinkkonsums auf die Symptome von ADHS. Dabei zeigte sich, dass bei einem erhöhten Verzehr von Softdrinks vermehrt eine Hyperaktivität, deutliche Verhaltensstörungen sowie eine Störung der Konzentration und Aufmerksamkeit auftraten. Die Therapie von ADHS kann also nicht nur in der reflexartigen Verordnung und Einnahme von Ritalin gesehen werden. Bei den betroffenen Kindern besteht die Notwendigkeit einer raschen

Korrektur der Ernährungsweise und des Bewegungsverhaltens. Bei der Verursachung von ADHS spielt der häufige Zuckerkonsum nach neuen Erkenntnissen eine erhebliche Rolle.

Bereits vor über 50 Jahren kamen die ersten Hinweise, dass bei Kindern ein Frühstück mit einer überhöhten Glukosezufuhr zu Lernstörungen in der Schule führt. Das ist gut nachvollziehbar, denn auf die Zuckerüberfrachtung folgt durch die hohe Insulinausschüttung etwa zwei Stunden später eine reaktive Unterzuckerung und damit ein Energieverlust, der vor allem die Nervenzellen des Gehirns betrifft. Das Frühstück der Kinder sollte deshalb wenig schnelle Kohlenhydrate und stattdessen Vollkornprodukte, Gemüseschnitze, Naturjoghurt mit maßvoll Früchten oder ungezuckertes Müsli oder Porridge enthalten.

Für eine bessere Schulleistung wird heute aber oft auch noch Traubenzucker empfohlen – die damit verbundene reaktive Unterzuckerung und der Heißhunger werden jedoch nicht erwähnt.

Aufgrund der gesamten Zuckerproblematik muss im Alltag der Kinder vieles korrigiert werden: Gummibärchen, Schokoriegel, Knabbereien, gesüßtes Müsli, Limonaden, Eistee, Softdrinks, Fruchtsäfte und Obstsmoothies müssen wegen des hohen Glukose- und Fruktosegehalts weitgehend gestrichen werden. Weiterhin muss das viele Fast Food mit dem Weißmehl und der versteckten Fruktose, vor allem durch die Beimischung von Maissirup, deutlich reduziert werden. Bei der Umstellung der Ernährung sollte Folgendes berücksichtigt werden: Es kann bei den Kindern zu erheblichen Entzugserscheinungen kommen, die über zwei Wochen andauern können, wenn die Zufuhr schneller Kohlenhydrate reduziert oder sogar gestoppt wird. Diese Phase entspricht gewissermaßen einer Entgiftung, der sich dann über mehrere Wochen die Phase der Entwöhnung anschließt.

Die vielen Süßigkeiten im Supermarkt, die ausgerechnet in der Nähe der Kassen angeboten werden, müssen an einen anderen Ort verlagert werden, der für Kinder wenig oder gar nicht einsehbar ist. Das Schenken von Traubenzucker in den Apotheken für die Kleinen muss dringend aufhören. Das angebotene Essen in den Kindergärten und in den Schulen muss wesentlich stärker nach gesundheitlichen Aspekten zusammengestellt werden. Die leeren Kalorien müssen massiv reduziert werden, denn die vielen Weißmehlprodukte und der viele Zucker führen ebenso zu einem Mangel an Mikronährstoffen wie B-Vitamine, Mineralien, Aminosäuren usw. Vermehrt Sport in der Schule und stärkere Förderung des Vereinssports sind auch für die Verbesserung des Glukosestoffwechsels der Kinder notwendig. Wenn möglich, sollten die Kinder ihren Schulweg zu Fuß oder mit dem Rad bewältigen. Schulbus oder Auto sind für die Gesundheit der Kinder eher kontraproduktiv. Empfehlenswert sind sportliche Betätigungen im Verein und in der freien Natur. Der Umgang mit den modernen Medien sollte zeitlich stark begrenzt werden. In der Schule sollte ein Fach »Gesundheitsbildung« für Kinder und Eltern eingeführt werden. Denn nur durch Information können die »Zuckerfallen« erkannt und vermieden werden. All diese Maßnahmen wären der Gesundheit der heutigen Kinder sehr zuträglich.

In einigen Artikeln und Büchern wird Zucker häufig als ein Gift bezeichnet. Schaut man sich die Definition von einem Gift an, so ist da tatsächlich etwas Wahres dran: »Ein Stoff wird als Gift bezeichnet, wenn er ab einer bestimmten Dosis im Organismus eine schädliche oder tödliche Wirkung hervorruft.« Genau das trifft auf die schnellen Kohlenhydrate zu. Kinder sind dieser Vergiftung wehrlos ausgeliefert. Hier müssen Eltern, Ärzte und die Politik Verantwortung übernehmen.

Geistige Leistungsfähigkeit und Alzheimer-Demenz

In den letzten Jahrzehnten wurden immer wieder Studien publiziert, die von einer Verbesserung der geistigen Leistungsfähigkeit nach dem Verzehr von schnellen Kohlenhydraten berichteten. Folglich wurde daraus die Empfehlung abgeleitet, vor und während geistiger Anforderungen, zum Beispiel im Unterricht, in Prüfungen oder in Konferenzen, Traubenzucker oder andere schnelle Kohlenhydrate einzunehmen. Und auf den ersten Blick scheint diese Empfehlung richtig, denn die Hirnzellen benutzen bevorzugt Glukose zur Energiegewinnung. Aber machen die schnellen Kohlenhydrate wirklich schlauer?

Obwohl das Gehirngewicht des Menschen nur ca. zwei Prozent seines Körpergewichts ausmacht, verbraucht es ca. 30–50 Prozent der gesamten Glukose und ca. 20 Prozent des gesamten Sauerstoffs. Das Gehirn hat somit einen enormen Energieverbrauch, besitzt jedoch keine wesentlichen Energiespeicher. Seine Energiereserven reichen höchstens für drei bis fünf Minuten. Ein Blutzuckerabfall auf 50 mg Prozent macht sich rasch mit Symptomen wie Konzentrationsstörung, Nachlassen der geistigen Leistungsfähigkeit, Unruhe bis zur Verwirrtheit und bei tieferen Werten mit einer Bewusstlosigkeit bemerkbar. Der sofortige Verzehr von Traubenzucker wirkt bei einer solchen Unterzuckerung wie ein Wunder.

Dahinter steht, dass Glukose von den Zellen des Gehirns besonders leicht verarbeitet werden kann. Deshalb erscheint eine Verbesserung der geistigen Leistungsfähigkeit nach dem Verzehr von Glukose zunächst sehr plausibel, denn die Hirnzellen müssen schließlich laufend Energie nachbilden. Hierzu gilt es allerdings, einen wesentlichen Aspekt zu beachten: Wie lange hält die Verbesserung bzw. der Energieschub an?

Zunächst steht fest, dass die geistige Leistungsfähigkeit vermindert ist, wenn die Hirnzellen einen Energiemangel erleiden. Der Verzehr von schnellen Kohlenhydraten wie Traubenzucker ist dann äußerst wirksam. Der Nachteil dabei ist aber, dass dieser Energieschub nicht sehr lange anhält und sich sogar ins Gegenteil verkehren kann. Je nach Menge der verzehrten schnellen Kohlenhydrate kommt es zu einer entsprechend hohen Insulinausschüttung mit einer reaktiven Unterzuckerung. Somit drohen den Hirnzellen ein bis zwei Stunden nach der Einnahme von Traubenzucker ein Energiedefizit – woraus letztlich ein erneuter Abfall der geistigen Leistungsfähigkeit resultiert. Aus diesen Gründen muss bei den meisten derartigen Studien mit positiven Aussagen zu schnellen Kohlenhydraten und geistiger Leistungsfähigkeit genau geschaut werden, wann die Probanden getestet wurden. Ein positives Ergebnis bekomme ich in der ersten halben Stunde nach Einnahme des Traubenzuckers, denn dann wird im Energieschub gemessen. Ein ganz anderes Ergebnis erhalte ich aber, wenn ich erst ein bis zwei Stunden später messe: Unterzucker. Bei der Empfehlung, schnelle Kohlenhydrate zur Verbesserung der geistigen Leistungsfähigkeit zu sich zu nehmen, ist deshalb Vorsicht geboten. Statt Traubenzucker einzuwerfen, sollte man vor länger andauernden geistigen Herausforderungen langsame Kohlenhydrate zu sich nehmen, denn diese versorgen die Hirnzellen langfristig mit Energie und vermeiden gleichzeitig eine reaktive Unterzuckerung.

Die Energiegewinnung der Gehirnzellen

Die Bedeutung der Glukose für den Hirnstoffwechsel zieht noch weitere offene Fragen nach sich: Stimmt es, wie man oft liest, dass die Nervenzellen des Gehirns ausschließlich Glukose verbrennen können? Ist der Hirnstoffwechsel tatsächlich abhängig von einer andauernden Zufuhr von Glukose? Welche Möglichkeiten stehen dem Gehirn im Hungerzustand zur Energiebildung zur Verfügung?

Unser Gehirn freut sich vordergründig über schnelle Kohlenhydrate und wird bei der heute üblichen Ernährungsweise mehrfach am Tage mit Glukose überschwemmt. Zunächst ist die viele Glukose für die Hirnzellen sehr praktisch, denn ihre Verbrennung ist für sie eine einfache Art der Energiegewinnung. Es trifft jedoch nicht zu, dass Glukose das einzige Substrat ist, das von den Hirnzellen zur Energiebildung herangezogen werden kann. Sie können ebenfalls Abbauprodukte aus dem Fettstoffwechsel, die sogenannten Ketonkörper, verbrennen. Diese entstehen aus Fettsäuren, die im Hungerzustand aus dem Fettgewebe freigesetzt und in der Leber zu Ketonkörpern umgebaut werden. Fettsäuren sind im Vergleich zu Glukose sehr große Moleküle, welche die Blut-Hirn-Schranke nicht durchdringen können. Somit gelangen Fettsäuren aus dem Blut nicht ins Gehirn. Ketonkörper dagegen sind sogar kleiner als Glukose und kommen dadurch leicht durch die Blut-Hirn-Schranke. Vereinfacht ausgedrückt: Freigesetzte Fettsäuren aus dem Fettgewebe müssen in der Leber erst einmal klein gemacht werden, um so als Ketonkörper ins Gehirn zu gelangen. Dort stehen sie den Hirnzellen zur Energiegewinnung zur Verfügung. Über die Bildung von Ketonkörpern in der Leber ist das Gehirn an die Fettspeicher des Körpers angeschlossen. Erst durch diesen Sachverhalt ist ein Überleben in längeren Hungerperioden gewährleistet oder ein Heilfasten möglich. Die Bereitstellung und die Verwertung von Ketonkörpern muss jedoch gut eingespielt sein.

Unsere Vorfahren waren fähig, sehr rasch von der Glukose- auf die Ketonkörperverbrennung im Gehirn umzuschalten. Durch die heutige glukosereiche Ernährungsweise ist dieses rasche Umschalten nahezu verloren gegangen. Steht dem Gehirn fortwährend Glukose zur Verfügung, so reguliert es seine Fähigkeit, Ketonkörper zu bilden und zu verbrennen, deutlich herunter. Was selten benötigt wird, hält der Körper eben immer nur auf Sparflamme bereit. Und das geht so lange gut, so lange auch viel Glukose nachgeliefert wird. Bleibt jedoch der Nachschub aus und steht plötzlich wenig oder überhaupt keine Glukose mehr über die Nahrung zur Verfügung, so muss die Fähigkeit zur Bildung und Verwertung von Ketonkörpern erst wieder hochgefahren werden. Das Hochregulieren der Ketonkörper-Verbrennung dauert etwa 2–3 Tage. Das entspricht zu Beginn des Fastens der Zeitspanne, in der sich die meisten Personen schlecht fühlen. Danach steigern sich das Wohlbefinden und auch die geistige Frische erfahrungsgemäß von Tag zu Tag.

Die Ketonkörperverbrennung anregen

Die Evolution hat unser Gehirn also nicht allein von Glukose abhängig gemacht, sondern es an den um ein Vielfaches größeren Energiespeicher – das Fettgewebe – angeschlossen. Warum sollte auch gerade das lebenswichtige Gehirn von den zum Teil riesigen Fettreserven ausgeschlossen sein? Die Glukosespeicher in der Leber sind nach 12–16 Stunden aufgebraucht, und die Glukoseneubildung aus Eiweiß kann das Energiedefizit nur teilweise ausgleichen. Wer also nicht rasch auf die Ketonkörperverbrennung umschalten kann, dem steht die Kompensation eines Glukosemangels nicht sofort und nur begrenzt zur Verfügung. Welche Konsequenzen und Empfehlungen sollten aus diesem Sachverhalt gezogen werden? Es ist auf jeden Fall ratsam, immer mal wieder in den Hungermodus zu gehen, um dadurch die Ketonkörperbildung in der Leber und die Ketonkörperverbrennung in den Hirnzellen anzuregen. Das bedeutet: Öfter mal eine längere Essenspause einlegen und lernen, das Hungergefühl auszuhalten. Ferner bietet sich ebenfalls das Intervallfasten oder das Heilfasten an, um die Ketonkörperverbrennung immer wieder hochzufahren. Steht den Hirnzellen dann mal keine Glukose zur Verfügung, so können sie rasch auf die Ketonkörperverbrennung umstellen.

Die oft beschriebene Abhängigkeit der Hirnzellen von Glukose ist demnach der modernen Ernährungsweise geschuldet. Flutet andauernd Glukose aus dem Blut ins Gehirn, so wird es gewissermaßen von Glukose abhängig gemacht. Das erklärt teilweise die erwähnten positiven Studienergebnisse mit der Verbesserung der geistigen Leistungsfähigkeit durch die Einnahme von schnellen Kohlenhydraten. Die Einnahme von solchen schnellen Zuckern ist vor allem bei Probanden, die sich durch Ernährungsfehler reaktiv in einen Unterzucker gebracht haben und über keine suffiziente Ketonkörperverbrennung verfügen, natürlich sehr vorteilhaft für ihre geistige Leistungsfähigkeit. Sie können damit wieder kurzfristig ihre Zellenergie im Gehirn hochfahren. Deshalb ist die Steigerung der geistigen Leistungsfähigkeit durch die Gabe von schnellen Kohlenhydraten wie zum Beispiel Traubenzucker erklärbar. Jedoch beruht die positive Wirkung zum Teil auf einem Energiestoffwechsel des Gehirns, der infolge einer permanenten Zufuhr von schnellen Kohlenhydraten die Ketonkörperverbrennung nahezu verlernt hat. Überspitzt ausgedrückt: Die »positiven« Studienergebnisse resultieren aus einer Ernährungsweise, die keine Stoffwechselflexibilität – das sofortige Umschalten auf die Ketogenese – mehr gewährleistet. Durch das Zurückfahren der Fettverbrennung unter der heutigen dauerhaften Zufuhr von schnellen Kohlenhydraten hat der menschliche Organismus seine frühere, lebenswichtige Stoffwechselflexibilität verloren. Er ist heute nicht mehr in der Lage, jederzeit von einer Art der Energiegewinnung auf die andere umzuschalten.

Stoffwechselflexibilität wiedergewinnen

Damit erweist sich eine Ernährungs- und Lebensweise, die sich an derjenigen unserer Vorfahren orientiert, als sehr sinnvoll: Das Gehirn sollte mit langsamen Kohlenhydraten versorgt, ab und zu sollten Hungerperioden eingelegt und dazu viel körperliche Bewegung in der freien Natur durchgeführt werden. Mit dieser Lebensstil-Modifikation erzielt man nachweislich auch langfristig gute Erfolge zur Erhaltung der geistigen Leistungsfähigkeit. Und letztlich dienen diese Maßnahmen auch zur Prävention der Alzheimer-Demenz, zu deren Risikofaktoren auch die Insulinresistenz, der Typ-2-Diabetes, die Hypertonie und die Fettstoffwechselstörung zählen. Die Anzahl der Patienten mit einer Alzheimer-Demenz ist in Deutschland in den letzten Jahrzehnten auf etwa 1,5 Millionen angestiegen und wird sich im Jahre 2050 auf etwa 2,6 Millionen belaufen. Somit gleicht der prozentuale Anstieg der Patienten mit Alzheimer-Demenz dem der Patienten mit Typ-2-Diabetes oder derjenigen mit einem Metabolischen Syndrom.

Als ein Meilenstein in der Demenz-Prävention gilt die sogenannte »Fingerstudie«, die im Jahre 2015 im Lancet veröffentlicht wurde. In ihr wurden 1260 Personen im Alter von 60–77 Jahren, die alle noch eine ausreichende geistige Leistungsfähigkeit oder nur sehr geringe Defizite aufwiesen, in zwei Gruppen eingeteilt. Die Teilnehmer der ersten Gruppe wurden sehr eng betreut. Sie bekamen ausführliche Beratungen zu einem gesunden Lebensstil, zusätzlich Einzelbetreuung und Gruppengespräche. Weiterhin regelmäßig Krafttraining und Ausdauerbewegung unter physiotherapeutischer Anleitung sowie ein regelmäßiges Hirnleistungstraining. Ihre Ernährung bestand aus viel Gemüse, Salat, Obst und Vollkornprodukten, dazu reichlich Fisch. Die schnellen Kohlenhydrate wurden weitgehend eingeschränkt. Die Teilnehmer der zweiten Gruppe dagegen erhielten nur einmal zu Anfang eine Aufklärung über eine gesunde Lebensführung, danach wurden sie sich weitgehend selbst überlassen.

Nach 12 und nach 24 Monaten ergaben die Kontrollen in der ersten Gruppe eine deutliche Verbesserung der geistigen Leistungsfähigkeit, um zum Teil bis zu 150 Prozent. Bei den Teilnehmern der zweiten Gruppe dagegen verschlechterte sich die geistige Leistungsfähigkeit in diesem Zeitraum deutlich. Damit ging die Schere zwischen den beiden Gruppen nach zwei Jahren weit auseinander. Die Schlussfolgerung lautet: Eine gesunde Lebensweise – zu der eine Vermeidung der schnellen Kohlenhydrate gehört – und ein körperliches und geistiges Funktionstraining beugen dem geistigen Abbau im Alter vor.

Eine weitere Studie vom Karolinska Institut Stockholm ergab, dass Patienten mit einem Prädiabetes ein 70 Prozent höheres Risiko für eine Alzheimer-Demenz aufweisen. Somit kommt der Prävention und der Therapie der Insulinresistenz und des Typ-2-Diabetes eine hohe Bedeutung zu, um einer Alzheimer-Demenz vorzubeugen. Diese gilt heute als multifaktoriell ausgelöste Erkrankung, wobei eine andauernde Fehl- und Überernährung sowie eine körperliche Inaktivität gesichert sehr große Risikofaktoren darstellen.

Bei der Alzheimer-Demenz ist die Glukoseverwertung im Gehirn gestört. Das ist die Folge einer andauernden Ernährungsweise mit viel schnellen Kohlenhydraten: Ist der Blutzucker immer wieder stark erhöht, so folgt die Entwicklung einer zunehmenden Insulinresistenz, worauf das Gehirn ebenfalls mit einer Art von Insulinresistenz reagiert: Es regelt in der Blut-Hirn-Schranke den Durchlass für Insulin stark herunter. Somit wird die Blut-Hirn-Schranke weitgehend für Insulin dicht gemacht und das Gehirn verarmt an Insulin. Glukose jedoch strömt weiterhin ungestört durch die Blut-Hirn-Schranke ins Gehirn. Der Sachverhalt im Gehirn ist nun folgender: Viel Glukose und wenig Insulin – was auf Dauer katastrophale Auswirkungen hat.

Insulinrezeptoren befinden sich im Gehirn an allen Zellen. Insulin ist jedoch nur in einem speziellen Hirnteil, dem sogenannten Hippocampus, für die Einschleusung von Glukose in die Nervenzellen zuständig. An allen anderen Gehirnzellen kommen den Insulinrezeptoren andere Funktionen zu. Glukose gelangt infolge des Insulinmangels also nicht mehr ausreichend in die Nervenzellen des Hippocampus. Überspitzt ausgedrückt verhungern die Nervenzellen im Hippocampus, und das ist genau der Hirnteil, in dem bekanntermaßen die Alzheimer-Demenz beginnt. Unter diesen Gesichtspunkten sollte man den therapeutischen Einsatz von Insulin sehr gut überlegen: Spritzt man in diesem Zustand noch Insulin, so macht die Blut-Hirn-Schranke noch mehr dicht und der Weg in die Demenz wird beschleunigt. Auch hier zeigt sich wieder, dass nicht die Blutzuckernormalisierung das primäre therapeutische Ziel sein sollte, sondern die Stoffwechselnormalisierung.

Erschwerend kommt in dieser Situation noch hinzu, dass dabei das erhöhte Insulin die Fettverbrennung im Körper hemmt. Die Fähigkeit, als Ersatz für die nicht mehr zur Verfügung stehende Glukose ausreichend Ketonkörper zu erhalten, wird ausgebremst. Somit geraten die Nervenzellen des Hippocampus in eine heftige Energiekrise: Glukose gelangt nicht mehr in die Zellen, und Ketonkörper stehen zur Kompensation nicht zur Verfügung. Der Nervenzellenverlust im Hippocampus ist dadurch unweigerlich eingeleitet. Durch ihn wird das Gleichgewicht zwischen der täglichen Neubildung und dem Untergang von Nervenzellen im Hippocampus in Richtung der Degeneration, also in den Beginn der Alzheimer-Erkrankung verschoben. Der Hippocampus ist der einzige Hirnteil, in dem Nervenzellen neu gebildet werden können. Die Grundbedingungen für die Neurogenese müssen jedoch erfüllt sein. Wesentliche Faktoren hierfür sind eine gesunde Ernährung und ausreichend körperliche Bewegung. Hinzu kommen weitere Faktoren wie ausreichend Tageslicht, normaler Vitamin-D-Spiegel, genügend Mikronährstoffe usw. Zur lebenslangen Erhaltung des Hippocampus sollten deshalb alle Risikofaktoren – vor allem die Kombination von einer Ernährung mit viel schnellen Kohlenhydraten und einem Bewegungsmangel – beseitigt werden.

Die drohende Krise im Gehirn

Zur Behebung einer Energiekrise der Nervenzellen im Hippocampus erweist sich MCT-Öl therapeutisch als sehr hilfreich. Die kurzkettigen Fettsäuren des MCT-Öls werden in der Leber rasch zu Ketonkörpern umgebaut, gelangen ungehindert durch die Blut-Hirn-Schranke in das Gehirn, wo die Ketone den Nervenzellen zur Energiebildung zur Verfügung stehen und diese vor dem Hungertod bewahren. Durch Studien wurde belegt, dass MCT-Öl bei demenziellen Erkrankungen zur Verbesserung der geistigen Leistungsfähigkeit beiträgt. Sowohl in der Prävention als auch in der Therapie der Alzheimer-Erkrankung sind Ketone aus verstoffwechselbaren Fettsäuren – egal, ob diese aus dem eigenen Fettgewebe oder aus MCT-Öl stammen – überaus hilfreich. Die wesentliche Erkenntnis aus diesen Fakten ist: Auch unsere geistige Flexibilität hängt von unserer Stoffwechselflexibilität ab – das schnelle Umschalten von der Kohlenhydratverbrennung auf die Fettverbrennung.

Ein Übermaß an Glukose, die sich bei einer Insulinresistenz im Gehirn befindet, hat viele weitere negative Folgen. Zu viel Glukose führt – nicht nur im Gehirn, sondern im ganzen Körper – zu Glykierungen und Verklebungen in der extrazellulären Matrix, an den Zellwänden und in den Zellen selbst. Dabei kommt es zu den sogenannten *Advanced Glycation Endproducts* (AGE). Diese entstehen durch die Verzuckerung von Eiweißen und Fetten, wodurch

Enzyme und Rezeptoren mit Glukose »verkleben« und somit in ihrer Wirkung vermindert oder gar blockiert werden. Der bekannteste Vertreter von verzuckerten Eiweißen ist der HbA1c-Wert.

Abwehrzellen (Leukozyten) haben Rezeptoren für AGEs und versuchen, diese abzubauen. Das führt zu Entzündungen und zur vermehrten Bildung von freien Radikalen. Gleichzeitig wird dadurch im Gehirn vermehrt Amyloid produziert, ein Eiweiß, das bei der Alzheimer-Demenz im Übermaß in der extrazellulären Matrix vorgefunden wird. Die AGEs sind somit ein zusätzlicher Beschleuniger der Entstehung einer Demenz.

Aber auch im gesamten Körper stellen die AGEs einen erheblichen Voralterungsrisikofaktor dar. Bei Tieren wurde nachgewiesen, dass wiederholte Blutzuckererhöhungen die Alterungsprozesse beschleunigen. Die AGEs sind auch beim Menschen charakteristisch für ein gealtertes Gewebe und spielen eine wichtige Rolle bei sämtlichen Zivilisationskrankheiten. Ein andauernd oder wiederholt erhöhter Blutzucker bedeutet viel AGEs und entsprechend entzündliche Veränderungen bis hin zur Degeneration – der Alterungsprozess wird somit durch AGEs beschleunigt.

Unsere Körperzellen sind im Schnitt 30 bis 40 Tage alt. Jede Minute gehen Millionen Zellen zugrunde und werden durch neue ersetzt. Im gesunden Organismus besteht ein Gleichgewicht zwischen dem Zelluntergang und der Zellerneuerung. Natürlich sind die Zellen nach mehreren Teilungen dann im Alter nicht mehr ganz so frisch wie in jungen Jahren.

Wesentliche Alterungsprozesse laufen aber auch in der extrazellulären Matrix ab, die durch hohe Glukosekonzentrationen erheblich beschleunigt werden. Je mehr AGEs sich in der extrazellulären Matrix befinden, umso vorgealterter ist der Lebensraum der Zellen. In einigen Studien konnte nachgewiesen werden, dass es durch die AGEs in der Zellumgebung mit der Zeit zu vermehrt freien Radikalen, zu Entzündungen und zur Insulinresistenz kommt. Durch diese negativen Veränderungen in der extrazellulären Matrix sinken die Überlebenschancen der darin befindlichen Zellen. In der Folge überwiegt der Verlust an Zellen, was in der Medizin als Degeneration bezeichnet wird.

Um einer Voralterung vorzubeugen, sollte demnach Folgendes beachtet werden: den Zuckerkonsum herunterfahren, denn er führt zu vermehrten AGEs, zu oxidativen Schäden, zur Übersäuerung, zur Inflammation und letztlich zur Degeneration. Nicht das kalendarische Alter ist entscheidend, sondern das biologische. Und dieses hängt nicht unerheblich davon ab, wie viele AGEs sich im Körper niedergeschlagen haben.

Die Geschichte eines ärztlichen Selbstversuchs

Interview mit Dr. med. Peter Heilmeyer

Dr. med. Peter Heilmeyer ist Internist, Facharzt für physikalische und rehabilitative Medizin und Sportmediziner. Sein Arbeitsschwerpunkt ist die Prävention und Therapie von Zivilisationskrankheiten. Dreißig Jahre lang leitete er die Rehaklinik Überruh im Allgäu und führte dort ein Ernährungskonzept ein, das weit von den damals bestehenden Empfehlungen abwich. Sehr früh erkannte Dr. Heilmeyer die Bedeutung des erhöhten Glukose- und Insulinspiegels für die Entstehung der chronischen Zivilisationskrankheiten. Sein Leitspruch lautet: »Die wichtigsten Säulen der Prävention und Therapie sind eine artgerechte Ernährung und ausreichend körperliche Bewegung.«

Dr. Dickreiter: *In Ihrer Rehaklinik bekamen anfänglich alle Patienten ein Essen, wie sie es von zu Hause gewohnt waren: Frühstücksbrötchen mit Marmelade oder Honig, als Mittagessen zum Beispiel Gulasch mit Beilagen wie Nudeln, Spätzle, Reis oder Kartoffeln und dazu ein wenig Gemüse. Am Abend dann Wurst, Käse und Brot. Was waren Ihre Beweggründe, ein neues Ernährungskonzept in Ihrer Rehaklinik einzuführen?*

Dr. Heilmeyer: Ganz einfach, weil ich selbst übergewichtig war, schlechte Stoffwechselwerte und einen hohen Blutdruck hatte. Da ich als Arzt eine Vorbildfunktion habe, beschloss ich, abzunehmen. Nach damaligen Empfehlungen der Fachgesellschaften nahm ich weniger Kalorien zu mir, reduzierte das Fett und erhöhte dafür deutlich die Kohlenhydrate wie zum Beispiel Nudeln, Reis, Brot usw. Mit dieser Reduktionskost nahm ich in Kombination mit mehr Bewegung zwar an Gewicht ab – aber meine Stoffwechselwerte und mein Blutdruck wurden nicht besser. Bei einem Vortrag von Dr. Nicolai Worm erfuhr ich von einem neuen Ernährungskonzept, welches das bisherige quasi auf den Kopf stellte. In der vorgestellten LOGI-Ernährung und in deren Ernährungspyramide fand sich eine deutliche Reduktion von Weißmehlprodukten wie Nudeln und Brot sowie Kartoffeln und Reis, also der schnellen Kohlenhydrate.

Dafür fett- und eiweißreiche Lebensmittel in Kombination mit langsamen Kohlenhydraten wie Gemüse, Salat und Obst.

Das war ja ein Kontrastprogramm zu den bisherigen Ernährungsempfehlungen. Wie kam Dr. Worm zu diesem Konzept?
Der Ernährungswissenschaftler Dr. Worm lernte »LOGI« bei Prof. David Ludwig kennen, der an der Havard-Universitätsklinik eine Abteilung für übergewichtige Jugendliche leitete. Prof. Ludwig berichtete von überraschend guten Erfolgen mit einer fett- und eiweißreichen und zugleich kohlenhydratreduzierten Ernährungsweise. Dr. Worm verbreitete dieses Konzept in Deutschland.

Was hat Sie bewegt, dieses Konzept in die Praxis umzusetzen?
Mein Gewicht hatte unter der kohlenhydratreichen Kost wieder zugelegt, und wegen erhöhter Blutfette und Blutdruck musste ich weiterhin Medikamente nehmen. Deshalb entschloss ich mich, einen ärztlichen Selbstversuch zu starten. Also reduzierte ich – wie bei meiner ersten Abnehmkur – die Kalorien und ernährte mich dieses Mal jedoch nach der LOGI-Ernährung. Ich nahm schneller Gewicht ab, und die Überraschung war: Ich konnte nach und nach alle Medikamente absetzen. Unter der LOGI-Ernährung normalisierten sich meine Blutfette und mein Blutdruck. Angetrieben durch meinen Erfolg habe ich mich sehr intensiv über das Ernährungskonzept von Dr. Worm informiert.

In Ihrer Rehaklinik war die häufigste Diagnose das Metabolische Syndrom. Also Patienten mit einer Blutzucker- und Blutfetterhöhung, Hypertonie und Übergewicht. Im Prinzip hatten die Patienten das gleiche gesundheitliche Problem wie ihr Chefarzt.
Das habe ich genauso gesehen und mich entschlossen – motiviert durch meinen persönlichen Erfolg –, das Konzept auch meinen Patienten anzubieten. Mit dem alten Ernährungskonzept erzielten wir nach den dreiwöchigen stationären Aufenthalten bei den Patienten zwar eine Gewichtsabnahme, jedoch keine wesentliche Verbesserung der Stoffwechselwerte und des hohen Blutdrucks.

Da die Fachgesellschaften die LOGI-Ernährung damals als nicht wissenschaftlich begründet ablehnten, war dies sicher kein einfaches Unterfangen.
Das trifft zu. Ich musste mich andauernd rechtfertigen und versuchen, durch bessere Argumente zu überzeugen. Deshalb begann ich sehr früh mit meinem Team, die Ergebnisse der LOGI-Ernährung in unserer Klinik wissenschaftlich auszuwerten.

Wenn ich das richtig sehe, bekam eine Gruppe Ihrer Patienten weniger stärkehaltige Beilagen wie Kartoffeln, Nudeln, Reis oder Brot, und dafür mehr Gemüse, Fett, Fleisch, Eier und Milchprodukte. Der Pudding oder das süße Stückchen zum Dessert wurden gestrichen. Dagegen wurde die andere Gruppe weiterhin nach dem herkömmlichen kohlenhydratreichen Konzept ernährt.
So war es. In der LOGI-Gruppe ergab sich – wie bei meinem Selbstversuch – neben einer schnelleren Gewichtsabnahme ebenso eine deutliche Verbesserung oder gar eine Normalisierung der Stoffwechselparameter. Das Gesamtcholesterin sowie das negative LDL-Cholesterin waren gesunken und das positive HDL-Cholesterin angestiegen. Weiterhin fanden sich erniedrigte Werte für die Neutralfette, Harnsäure und Nüchternblutzucker. Erstaunlich war auch die deutliche Verbesserung des hs-CRP, ein Entzündungswert.

Das bedeutete doch für die Patienten aus der LOGI-Gruppe, dass sie mit der Zeit ihre Medikamente reduzieren konnten oder sogar mussten.
Exakt. Das betraf vor allem die Diabetes-Medikamente, die Cholesterinsenker und die Blutdruckmittel. Die konnten alle deutlich reduziert oder sogar ganz weggelassen werden.

Fand die LOGI-Ernährung daraufhin eine entsprechende Verbreitung?
Ich stellte die LOGI-Ernährung mit unseren wissenschaftlichen Ergebnissen auf einigen Kongressen vor. Die Verbreitung ging jedoch nur schleppend voran. Eine Neuausrichtung der Ernährungsempfehlungen, die über Jahrzehnte als richtig empfunden

wurden, fiel den meisten Kollegen schwer. Es bedeutete für sie ein Abschied von alten Gewohnheiten. Weiterhin erwies sich die restriktive Haltung der Krankenkassen – die sich an den Fachgesellschaften orientieren – als ein großes Hindernis.

Wurde Ihre Studie zur LOGI-Ernährung nicht auch von anderen Wissenschaftlern bestätigt?
Ja, so wurden 2003 von Mary Gannon und Frank Nutall die Ergebnisse einer »fettarmen und kohlenhydratreichen« gegenüber einer »fettreichen und kohlenhydratarmen« Ernährung bei Patienten mit Typ-2-Diabetes veröffentlicht. In der fettarmen und kohlenhydratreichen Gruppe ergaben sich nach dem Essen massive Blutzuckererhöhungen. Dagegen blieben die Blutzuckererhöhungen in der fettreichen und kohlenhydratarmen Gruppe aus.

Die fettreiche und kohlenhydratarme Ernährung entsprach ja der LOGI-Ernährung. Damit wurden ihre Ergebnisse doch untermauert.
Das war sicherlich ein Motivationsschub. Da ich meine Doktorarbeit in der Diabetologie gemacht hatte, ließ ich meinem Doktorvater diese Studie sowie meine Daten zukommen. Sein kurzer Kommentar war: »Das ist es!« Das war für mich die letzte wesentliche Bestätigung, den eingeschlagenen Weg trotz zum Teil großer Widerstände weiterzugehen.

Traten bei Patienten mit Typ-2-Diabetes, die Medikamente einnahmen oder gar Insulin spritzten, keine Probleme auf?
Doch, wir mussten anfänglich enorm aufpassen, dass unter der bestehenden Diabetes-Medikation bei der Umstellung auf LOGI-Ernährung keine Unterzuckerungen auftraten. Rasch konnte – besser gesagt musste – die Medikation, vor allem das Insulin, reduziert oder ganz abgesetzt werden. Manche Patienten verstanden die Welt nicht mehr. Nach Jahren mit Typ-2-Diabetes und entsprechenden Medikamenten benötigten sie jetzt zum Teil nichts mehr, bis auf die dauerhafte Beibehaltung der LOGI-Ernährung und ausreichend Bewegung.

In zahlreichen weiteren Studien zur LOGI-Ernährung wurden ähnlich positive Ergebnisse publiziert. Aber die Verbreitung dauerte. Wird man da nicht ungeduldig?
Ja, sicher, da gibt es viele Gründe, ungeduldig zu werden. Einer davon war, dass die Fachgesellschaften nicht viel rascher diese Erkenntnisse aufgegriffen und ihre Ernährungsempfehlungen entsprechend verändert haben.

Das wäre sehr sinnvoll gewesen, denn das hätte Konsequenzen für die nun zum Teil sehr unterschiedlichen Ernährungskonzepte in den Rehakliniken gehabt.
Richtig, so wurden in der einen Rehaklinik die Empfehlungen der Deutschen Gesellschaft für Ernährung gelehrt und umgesetzt und in der anderen die LOGI-Ernährung. Dieser Sachverhalt betraf aber auch die Beratungen in den Arztpraxen und Akutkliniken. Das Ergebnis war eine allgemeine Verwirrung der Patienten.

Da sollten die besseren wissenschaftlichen Ergebnisse und Argumente entscheiden – und die liegen doch eindeutig bei der LOGI-Ernährung. Und das sowohl nach der Studienlage als auch aus Sicht der Evolutionsbiologie.
Exakt, die LOGI-Ernährung entspricht evolutionsbiologisch einer artgerechten und damit stoffwechselgerechten Ernährung. Mit ihr hat die Menschheit seit jeher gelebt und überlebt – ohne Insulinresistenz und ohne Typ-2-Diabetes.

Ich denke, wir benötigen dringend in der Praxis ein einheitliches Ernährungskonzept. Das sollte meiner Meinung nach die LOGI-Ernährung sein.
Das sehe ich genauso. Mit der LOGI-Ernährung kann man vielen Patienten eine Insulinresistenz, einen Typ-2-Diabetes und chronische Folgeerkrankungen ersparen. Oder ihnen helfen, im Krankheitsfall wieder gesund zu werden.

Vielen Dank für das Gespräch.

Systembiologische Therapie

Die Aussage »Einmal Diabetiker, immer Diabetiker« sollte endgültig der Vergangenheit angehören. Denn: Sowohl eine Insulinresistenz als auch ein Typ-2-Diabetes im Stadium der Hyperinsulinämie (Insulinerhöhung) sind umkehrbar – und damit heilbar. Erst im viel späteren Verlauf des Typ-2-Diabetes, wenn die Bauchspeicheldrüse erschöpft ist und nur noch wenig Insulin produziert, kann eine Linderung, aber selten eine Heilung erreicht werden. Deshalb ist es enorm wichtig, rechtzeitig für eine dauerhafte Normalisierung des Glukosestoffwechsels und der Insulinwerte im Blut zu sorgen.

Für eine erfolgreiche Prävention und Therapie der Insulinresistenz müssen vielfältige Faktoren berücksichtigt werden. Dieses Vorgehen wird meist als ganzheitliche Medizin bezeichnet. In der Praxis wird die aktuelle Medizin inhaltlich einer Ganzheitlichkeit jedoch eher nicht gerecht. Doch in den letzten Jahren ist erfreulicherweise ein stärkeres Bemühen zu verzeichnen, multimodale Therapiekonzepte zu erarbeiten und umzusetzen. Dabei werden in der Regel zu der medikamentösen Therapie weitere unterstützende therapeutische Verfahren wie gesunde Ernährung, körperliche Bewegung, Entspannung usw. eingesetzt. Das ist sicher der richtige Weg, denn alle chronischen Zivilisationskrankheiten und somit auch die Insulinresistenz und der Typ-2-Diabetes sind multikausal – durch vielfältige Faktoren ausgelöst. Deshalb sind multimodale Therapiekonzepte unabdingbar. Es genügt jedoch nicht, lediglich einige Therapiebausteine zusammenzutragen und diese dann gemeinsam anzuwenden.

Viel effektiver ist eine konsequente systembiologische Vorgehensweise. Dies bedeutet für die Insulinresistenz und den Typ-2-Diabetes: Alle Faktoren, die einen Einfluss auf den Glukosestoffwechsel haben, werden bewertet und bei Bedarf korrigiert, damit alle Voraussetzungen für einen intakten Glukose- und Insulinstoffwechsel erfüllt sind. Die Fähigkeit des menschlichen Organismus zur Selbstregulation und zur Selbstheilung wird dadurch maximal unterstützt. Systembiologisches Vorgehen bedeutet, alle Bereiche des menschlichen Lebens – wie Bewegung, Ernährung, Trinken, Säure-Basen-Verhältnisse, Versorgung mit Mikronährstoffen, Toxinbelastung, chronischer Stress, Schlaf usw. – müssen bei dem Betroffenen erfasst und bewertet werden. Selbstverständlich ist dieses Vorgehen bei allen Zivilisationskrankheiten angebracht. Aus diesem Grund weisen die systembiologischen Therapiekonzepte große Übereinstimmungen auf. In der praktischen Vorgehensweise werden sie jedoch auf jede Krankheit speziell zugeschnitten, da sich bei den verschiedenen Erkrankungen zum Beispiel der Bedarf an speziellen Mikronährstoffen oder an Ernährungsmodifikationen unterscheidet.

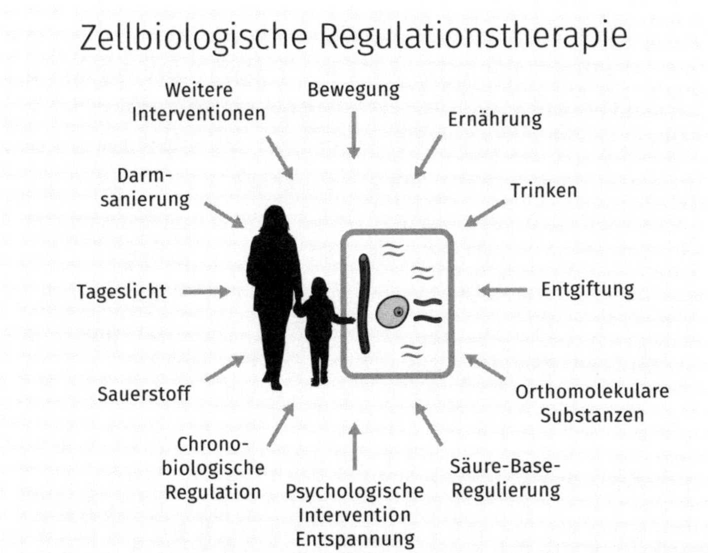

Zellbiologische Regulationstherapie

Für die Umsetzung der systembiologischen Therapie ist ein konsequentes Mitwirken des Patienten dringend notwendig. Die systembiologische Vorgehensweise erfordert größere Bemühungen als lediglich die Einnahme von Medikamenten. Dafür erhält der Patient bei der Insulinresistenz als auch dem Typ-2-Diabetes – und ebenso bei allen anderen Zivilisationskrankheiten – eine ursächlich ausgerichtete Therapie mit der Chance auf Heilung.

Folgende Fragen müssen zum Beispiel geklärt werden: Wie oft bewegt sich der Patient? Wie ernährt er sich? Was und wie viel trinkt er? Gibt es Hinweise einer Toxinbelastung? Wie ist seine Versorgung mit orthomolekularen Substanzen (Mikronährstoffen)? Liegt eine latente Übersäuerung vor? Besteht eine chronische Stressbelastung oder starke psychische Beeinträchtigungen? Hat er ausreichend Schlafphasen mit genügend Regeneration? Benötigt er eine Darmsanierung?

Zur Klärung dieser Fragen dienen die Anamnese, Fragebögen zur Selbstbeurteilung und Laboruntersuchungen, um Entzündungen, Defizite an Mikronährstoffen oder Toxinbelastungen usw. aufzudecken. Weiterhin muss der Darm abgeklärt werden. Die Herzratenvariabilität wird bei Verdacht auf chronischen Stress und die BIA (Bioimpedanzanalyse) zur Beurteilung der Körperzusammensetzung durchgeführt. Je nach der bestehenden Medikation und den Begleiterkrankungen kommen noch weitere Untersuchungen zum Einsatz. Die gesamten Ergebnisse werden mit dem Patienten besprochen und die Konsequenzen erörtert. Vereinfacht dargestellt: In den jeweiligen »grünen Bereichen« wird der Patient bestätigt, in den »gelben« verbessert und in den »roten« stark korrigiert.

In Bewegung kommen

Geh täglich mit deinem Hund spazieren, auch wenn du keinen hast.

N. N.

Die nahezu totale Entkopplung der Essensbeschaffung von körperlicher Bewegung ist eine der größten Veränderungen der modernen Zeit. Zu Recht wird das lange Sitzen als das »moderne Rauchen« bezeichnet und gilt als nachgewiesener Risikofaktor für Herz-Kreislauf-Erkrankungen, Typ-2-Diabetes und Krebserkrankungen. Im Durchschnitt verbringt ein Erwachsener heute über sieben Stunden im Sitzen bei der Arbeit. Die Erholung danach findet oft wiederum im Sitzen vor dem Fernseher statt. Bei den Kindern ist die Bilanz mit Schulbus, Unterricht, Hausaufgaben, Nachhilfe usw. zum Teil meist noch schlechter. Ein solcher Bewegungsmangel wirkt sich in jedem Alter krankmachend aus.

Ausreichend körperliche Bewegung ist ein unabdingbarer Baustein in der Prävention und Therapie der Insulinresistenz und des Typ-2-Diabetes. So kann körperliche Bewegung ähnlich wirksam wie ein Medikament eingesetzt werden. Während muskulärer Aktivität strömt die Glukose – im Gegensatz zur unbewegten Muskulatur – unabhängig vom Insulin in die Muskelzellen und senkt dadurch effektiv den Blutzucker. Weiterhin benötigen die Muskelzellen in Ruhe für ihren »Ruhe-Umsatz« – also um sich selbst zu erhalten – deutlich mehr Energie als die Fettzellen. Daher ist eine gut entwickelte Muskulatur bei gleichzeitig reduziertem Fettgewebe für den Zuckerstoffwechsel äußerst günstig. In Ruhe werden so mehr Kalorien verbraucht, woraus Sprüche wie »Schlank im Schlaf« resultieren. Eine gut ausgeprägte Muskulatur bringt somit in Ruhe einige Vorteile, jedoch noch deutlich mehr, wenn sie regelmäßig bewegt wird.

Im Jahre 2007 berichtete Prof. Bente Pedersen aus Kopenhagen, dass die Muskulatur einer großen Drüse entspricht, die vor allem unter Bewegung vielfältige Zytokine (Botenstoffe) ausschüttet. Sie bezeichnete diese Zytokine als Myokine (Muskelbotenstoffe), von denen inzwischen 600 identifiziert sind. Diese haben einen positiven Einfluss auf das Herz-Kreislauf-System, das Knochensystem, das Gehirn, das Immunsystem sowie auf den Glukose- und Fettstoffwechsel. Muskuläre Aktivität führt infolge von Myokinen zu einer besseren Empfindlichkeit der ruhenden Muskelzellen auf Insulin – umgekehrt fördert muskuläre Inaktivität jedoch deren Insulinresistenz. Jegliche körperliche Bewegung setzt zudem die »Muskelpumpe« in Gang, die den venösen und lymphatischen Rückfluss des Blutes und der Gewebsflüssigkeit enorm fördert. Dadurch werden die Endprodukte aus dem Zellstoffwechsel, überschüssige Säuren sowie Toxine usw. aus der extrazellulären Matrix ausgeleitet. Nach körperlicher Bewegung ist diese gereinigt, durchgängiger und die Zellversorgung somit verbessert. Das erklärt zum Teil das frische Gefühl nach der Bewegung. Es zeigt sich: Der Mensch muss sich täglich körperlich bewegen. Dabei sollten durch ein Ausdauer- und ein Krafttraining möglichst viele Muskelgruppen einbezogen werden.

Was hilft mir und meinem Körper?

Bei den Bewegungsarten mit Ausdauercharakter stehen zur Auswahl: Gehen, Wandern, Joggen, Fahrradfahren, Schwimmen, Wassergymnastik, Skilanglauf usw. Eine Abwechslung bei der Ausdauerbewegung ist durchaus sinnvoll. Bei allen Sportarten gilt es jedoch zu berücksichtigen, dass sowohl zu wenig als auch zu viel Bewegung – eine Unter- oder eine Überforderung – nicht gesund sind. Ergänzend sollte zusätzlich auch ein Krafttraining durchgeführt werden. Damit wird nicht nur die Muskulatur gekräftigt, sondern auch die Muskelmasse erhöht. In diesem Fall sollte dann die tägliche Nahrung immer einen ausreichenden Proteinanteil aufweisen – egal ob Normal- oder Reduktionskost. Ein Muskelaufbau mit überwiegend Kohlenhydraten ist nicht möglich. Bei allen Patienten mit einer Insulinresistenz oder einem Typ-2-Diabetes sollte mit der BIA-Messung ein Screening auf eine Sarkopenie (Muskelverlust) durchgeführt werden, denn eine verminderte Muskelmasse hat eine Verschlechterung der Insulinresistenz und des Typ-2-Diabetes zur Folge.

Die Evolutionsbiologie erschließt uns, weshalb es uns oft so schwerfällt, täglich ausreichend körperliche Bewegung zu absolvieren. Denn in den Vorzeiten galt: Wenn es nichts zu jagen und sammeln gibt, dann schone deine Reserven, um keine unnötigen Kalorien zu verbrauchen. Das Kaloriensparprogramm war körperliche Ruhe, und das steckt noch heute in uns. Das bedeutet: Ist der Kühlschrank voll, so kann gefaulenzt werden. Menschen mit wenig Freude an Bewegung müssen aufgrund dieses archaischen

Verhaltensmusters ihren Verstand einsetzen, um sich zur Bewegung zu überwinden. Letztlich um dem nachzukommen, was bei unseren Vorfahren tagtäglich auf dem Programm stand: Körperliche Aktivitäten zur Nahrungssuche. Die heutige allgemeine Bewegungsarmut ist demnach absolut unnatürlich. Was heute als normal gilt, ist schon lange nicht mehr natürlich – also nicht unserer Natur entsprechend.

Tipps für die Umsetzung:

- Lassen Sie sich vom Arzt untersuchen und beraten, wenn Sie sich bisher wenig bewegt oder Erkrankungen haben.
- Setzen Sie sich realistische Ziele: Wie viel Zeit wollen und können Sie für Bewegung einplanen?
- Suchen Sie eine oder besser mehrere Bewegungsarten, die Ihnen Freude bereiten.
- Verabreden Sie sich mit Sportfreunden zu festen Terminen, die nach der Abmachung konsequent eingehalten werden.
- Fangen Sie mit kleinen Einheiten an: Ihr Körper benötigt Zeit, um sich an neue Belastungen zu gewöhnen. Kleine Erfolge motivieren, stärkere Erschöpfungszustände können die Freude und die Motivation verderben.

Das Mindestprogramm wird in der Medizin mit täglich 30 Minuten Gehen an fünf Tagen pro Woche angegeben.

Körperliche Bewegung ist demnach ebenso mit der Gesundheit eng verbunden wie mit der Art, sich zu ernähren. Die Empfehlungen für eine gesunde Ernährungsweise sollten immer unter Berücksichtigung des täglichen Bewegungsverhaltens ausgesprochen werden. Dieses hat einen großen Einfluss auf das, was in puncto Ernährung noch erlaubt ist und was streng limitiert werden sollte.

Ernährung überprüfen

Krankheiten haben immer viele Väter, aber nur eine Mutter: die Ernährung.

CHINESISCHES SPRICHWORT

Der Ernährung kommt neben der Bewegung eine Schlüsselrolle in der Prävention und Therapie der Insulinresistenz und des Typ-2-Diabetes zu. Doch was ist eigentlich eine gesunde Ernährung?

Hier tun sich Ärzte, Ernährungswissenschaftler und Fachgesellschaften recht schwer, gleichsinnige Empfehlungen auszusprechen. Die Diskussionen zum Thema »gesunde Ernährung« waren früher und sind auch heute noch voller Widersprüchlichkeiten. Wiederholt müssen Empfehlungen oder Verbote korrigiert werden. Zum Beispiel war der Verzehr von Eiern früher stark eingeschränkt, heute ist das Ei dagegen rehabilitiert. In erster Linie tragen zu den wechselnden – und zum Teil sich widersprechenden – Empfehlungen laufend neue Studien zu Ernährungsweisen bei. Deren Schicksal ist oft wie folgend: Sie werden durchgeführt, veröffentlicht, beachtet, widerlegt und wieder verworfen. In der Öffentlichkeit hält sich die ursprüngliche, nun jedoch nicht mehr gültige Aussage einer Studie noch recht lange. Das Ergebnis sind eine Meinungsvielfalt, ein Durcheinander und eine allgemeine Verunsicherung, was gesund und was ungesund ist. Nicht selten höre ich von Patienten: »Die Fachleute wissen ja selbst nicht, was richtig und was falsch ist.« Aber was bietet sich dann zur Orientierung an?

Hier hilft wieder ein Blick in die Evolutionsbiologie. Nach dieser ist der Stoffwechsel des menschlichen Organismus über Hunderttausende von Jahren auf die zur Verfügung stehende und verzehrte Nahrung optimiert worden. Eine nachvollziehbare und relativ sichere Vorgehensweise ist es daher, sich an der Ernährungsweise unserer Vorfahren zu orientieren. Denn für diese Nahrungsmittel ist der Stoffwechsel des menschlichen Organismus ausgelegt. Das betrifft auch die Tiere, die ebenfalls eine artgerechte

Ernährung benötigen. Auch Tiere erkranken bei einer nicht artgerechten Ernährung und einer nicht artgerechten Tierhaltung an Zivilisationskrankheiten. Zum Beispiel führt eine Fütterung mit vielen schnellen Kohlenhydraten auch bei Haustieren zu einem Typ-2-Diabetes.

Die traditionelle Mittelmeerkost als Maßstab

Die sogenannte traditionelle Mittelmeerkost wird immer wieder als eine Ernährung angeführt, die am ehesten den evolutionsbiologischen Kriterien entspricht. Vor Jahrzehnten wurde in Studien herausgefunden, dass in den Regionen um das Mittelmeer seltener Übergewicht, Typ-2-Diabetes oder Herzinfarkte vorkamen als in nördlicheren Ländern. Natürlich gibt es um das Mittelmeer keine einheitliche Küche, jedoch viele Gemeinsamkeiten: reichlich Gemüse, Salat, Früchte, Nüsse, Meeresfrüchte, Fisch, Fleisch, Eier, Milchprodukte und Olivenöl. Das Getreide war in diesen Ländern früher grob gemahlen und zu Vollkornprodukten verarbeitet. Evolutionsbiologisch entspricht die traditionelle Mittelmeerkost von ihrer Zusammensetzung daher weitgehend einer artgerechten Ernährung. Die LOGI-Ernährung kommt von den vielen Empfehlungen zur richtigen Ernährungsweise der traditionellen Mittelmeerkost am nächsten. Die Abkürzung LOGI bedeutet: Low Glycemic and Insulinemic Diet – also eine Ernährung, die zu einem niedrigen Blutzucker und zu einem niedrigen Insulinspiegel führt.

Die schnellen Kohlenhydrate werden in der LOGI-Ernährung stark eingeschränkt und dafür der Fett- und Eiweißanteil erhöht. Die Blutzucker- und die Insulinkurve verläuft dadurch nach der Mahlzeit sehr flach und schützt somit vor der Entstehung einer Insulinresistenz. Umgekehrt bewirkt bei einer Insulinresistenz und bei einem Typ-2-Diabetes die Umstellung auf die LOGI-Ernährung eine rasche Verbesserung verschiedenster Stoffwechselfunktionen: der Glukose- und der Fettstoffwechsel normalisieren sich. Zudem verbessert sich der Blutdruck, und bei Übergewicht kann Fett abgebaut werden. In der Praxis zeigt sich, dass bei vielen

Patienten nach der Umstellung auf die LOGI-Ernährung die Anzahl der Medikamente erheblich reduziert werden kann bzw. muss.

Bisher galt in den offiziellen Empfehlungen, dass nicht die Kohlenhydrate ungesund sind, sondern in erster Linie das Fett. Also die Wurst auf dem Brot macht krank und dick, nicht aber das Weißbrot, auf dem sie liegt. Diese Einschätzung ist nach der Evolutionsbiologie und nach LOGI falsch. Für gesunde Personen, die sich wenig bewegen, ist eine Ernährung mit einem hohen Anteil an schnellen Kohlenhydraten und wenig Fett ein Beschleuniger in eine Insulinresistenz oder einen Typ-2-Diabetes. Sie wird gerade noch von gesunden Personen toleriert, die sich sehr viel bewegen.

Was vielen Menschen guttäte: die LOGI-Ernährung

Obwohl die LOGI-Ernährung nahezu konträr zu den bisherigen Empfehlungen ist, setzt sie sich, durch neueste wissenschaftliche Erkenntnisse bestätigt, in ihrer positiven Wirkung immer mehr durch. Evolutionsbiologisch ist das leicht nachvollziehbar, denn in der Vorzeit gab es so gut wie nie schnelle Kohlenhydrate wie Zucker, Süßigkeiten, Weißmehlprodukte. Aus diesem Grunde ist der menschliche Organismus gegen deren Auswirkung – eine massive Erhöhung des Blutzuckers – nicht geschützt und wird krank: Insulinresistenz und Typ-2-Diabetes. Das ist inzwischen gut belegt, deshalb lautet die Empfehlung: »Lass weg, was dich krank macht.«

Mittlerweile ist es den meisten Menschen bewusst, dass schnelle Kohlenhydrate ungesund sind. Im Vordergrund der Problematik steht eher die Frage: Warum fällt es zum Teil so schwer, die LOGI-Ernährung in den Alltag zu integrieren? Dafür gibt es einige Gründe und Argumente: Für unsere Vorfahren waren süße Früchte sehr schmackhaft, in aller Regel ungiftig und nur kurz und saisonal vorhanden. Daraus entstand vermutlich im Menschen eine besondere Vorliebe für einen süßen Geschmack. Hinzu kommt, dass sich viele Menschen durch den Verzehr von viel Süßigkeiten und Weißmehlprodukten auf den Geschmack »süß«

eingestellt und eine starke Vorliebe für solche Speisen entwickelt haben. Deshalb kommt trotz der Mahnung »das ist ungesund«, immer wieder die Bemerkung »es schmeckt halt besser«.

Ein weiterer Grund ist, dass Weißmehlspeisen wie Nudeln, Pizza oder ein Marmeladebrötchen in der Regel sehr einfach und schnell zubereitet sind. Das spart oft Zeit und Geld, da sie meist billiger sind als Vollkornprodukte oder Gerichte aus pflanzlichen Lebensmitteln aus biologischem Anbau. An diese einfache Art zu essen haben sich viele gewöhnt und hängen an den lang praktizierten Gewohnheiten. Hinzu kommt, dass es eine einflussreiche Nahrungsmittelindustrie gibt, die ihre Produkte in Werbekampagnen für Süßigkeiten, Weißmehlprodukte, zuckerhaltige Getränke und Fertigspeisen anpreist. Zum Beispiel wird Traubenzucker – reine Glukose – als gesunder Energiespender dargestellt und in der Nähe der Supermarktkasse angeboten. In der Werbung wird immer der Eindruck erweckt, Zucker besitze vorteilhafte Eigenschaften, die negativen Wirkungen von zu viel Glukose kommen dagegen nicht zur Sprache.

Artgerecht und dem Stoffwechsel angepasst

Die beschriebene artgerechte und stoffwechselgerechte LOGI-Ernährung gilt für alle Menschen als vorteilhaft. Je nach der individuellen Lebensweise und den Vorerkrankungen kann sie entsprechend modifiziert werden. Besteht zum Beispiel bereits ein Übergewicht, eine Fettleber, eine Insulinresistenz, ein Prädiabetes oder ein Typ-2-Diabetes, so muss deren Umsetzung natürlich sehr streng ausfallen. Dagegen darf ein Sportler, der sich intensiv bewegt und keine Vorerkrankungen aufweist, die Empfehlungen zur LOGI-Ernährung etwas lockerer angehen. So machte eine berühmte Hochleistungssportlerin vor Jahren Reklame für eine Spagetti-Marke. Nach einem langen Wettkampf darf ein Sportler tatsächlich einen Teller Spagetti essen: Er füllt damit in der Muskulatur und in der Leber die leeren Glykogenspeicher (Glukosespeicher) wieder auf. Der Zuschauer jedoch, der auf der Couch sitzt, darf genau dies nicht: Mit dem gleichen Gericht treibt er seinen Blutzucker massiv in die Höhe. Das bedeutet: Die LOGI-Ernährung wird je nach individuellem Bewegungsausmaß und weiteren Faktoren, wie zum Beispiel chronische Stressbelastung, bestehende Risikofaktoren oder Vorerkrankungen, entsprechend in der Strenge modifiziert.

Man sollte sich durch die immer noch ausgesprochenen Empfehlungen für eine kohlenhydratreiche und fettarme Kost nicht verunsichern lassen. Das kann durchaus lange Zeit gut gehen, wenn sich derjenige andauernd viel bewegt. Bei den sehr vielen bewegungsarmen und übergewichtigen Personen geht das jedoch schief. Hier führt eine solche Kost dazu, dass der Blutzucker ansteigt, die übermäßige Glukose in Fett umgewandelt und damit das Übergewicht, die Insulinresistenz, der Typ-2-Diabetes und das Metabolische Syndrom gefördert werden. Aus diesen Gründen sind Diäten mit viel Kohlenhydraten und wenig Fett in zahlreichen Studien gescheitert. Im Gegensatz dazu waren fettbetonte, eiweißreiche und kohlenhydratarme Diäten in Bezug auf Fettabbau, Stoffwechselnormalisierung und Verbesserung der Insulinresistenz sehr erfolgreich.

Mittlerweile gibt es viel Literatur und Rezeptbücher zur LOGI-Ernährung und auch Kurse mit theoretischen und praktischen Schulungen wie zum Beispiel in Bodymed-Centern. Das bedeutet: Die Möglichkeiten, sich zu informieren und die LOGI-Ernährung praktisch umzusetzen, sind gegeben. Die Prävention und die Gesundwerdung erfordern aber ein gewisses Maß an Eigeninitiative.

Von Professor Osama Hamdy vom Diabetes Center der Harvard Universität wird die Richtigkeit der LOGI-Ernährung in einem seiner Artikel betont. Unter der Überschrift: »Das Ende der kohlenhydratreichen Ära für Diabetiker« vertritt er sinngemäß die Meinung: Die Angst vor Fett und die Bevorzugung der Kohlenhydrate war ein epochaler Fehler der Ernährungsmedizin und hat die Entwicklung von Übergewicht, Insulinresistenz, Typ-2-Diabetes und Metabolischem Syndrom gefördert.

Ballaststoffe – von wegen Ballast!

Ballaststoffe wirken positiv auf Blutzucker und Insulinresistenz. In Gemüse, Salat, Vollkorn, Nüssen, Obst usw. befinden sich Pflanzenfasern, die von unseren Verdauungsenzymen nicht aufgespaltet werden können. Diese Fasern werden als Ballaststoffe bezeichnet, sind jedoch alles andere als ein Ballast für den Körper. Im Gegenteil, sie sind sehr wertvoll, hilfreich und gesund. Deshalb wird der Begriff Ballaststoffe zunehmend durch Nahrungsfasern ersetzt.

Ballaststoffe dehnen durch ihr Volumen den Magen, wodurch sie ein Sättigungsgefühl erzeugen, ohne dass sie Kalorien mit sich bringen. Damit unterstützen sie auf einfache Art das Abnehmen und die Gewichtsstabilisierung. Weiterhin haben Ballaststoffe einen erheblichen Einfluss auf den Glukose- und Insulinstoffwechsel. Werden bei einer Mahlzeit der Salat und das Gemüse zuerst verspeist, so verzögert sich die Aufnahme von Glukose aus den anschließend gegessenen Nudeln, Reis oder Kartoffeln. Die Pflanzenfasern stellen gewissermaßen ein Netz dar, das die Resorption von Glukose deutlich verlangsamt. Somit sorgen Ballaststoffe, die als Erstes vor einer Mahlzeit mit schnellen Kohlenhydraten gegessen werden, für einen deutlich langsameren Anstieg der Glukose und des Insulins im Blut.

Die Gefahr, ca. 1–2 Stunden nach einer Mahlzeit in eine reaktive Unterzuckerung zu geraten, wird deutlich reduziert und mindert Heißhungerattacken sowie ein Leistungstief. Die Reihenfolge der verzehrten Nahrungsmittel spielt demnach eine erhebliche Rolle für die Glukose- und Insulinkurve.

Die Reihenfolge macht den Unterschied

In der Zeitschrift »Nutrition and Diabetes« wurde im Juni 2016 eine Studie von D. Tricò, E. Filice, S. Trifirò und A. Natali veröffentlicht, die diese gesunde Reihenfolge bestätigen. Für die Studie wurden Patienten mit Typ-2-Diabetes in zwei Gruppen eingeteilt. In beiden Gruppen bekamen alle die gleichen Mahlzeiten. In der ersten

Gruppe wurde bei jeder Mahlzeit die beschriebene, gesunde Reihenfolge eingehalten. In der zweiten Gruppe dagegen durfte jeder die Reihenfolge selbst bestimmen. Bei der Abschlusskontrolle hatten die Patienten der ersten Gruppe einen deutlich niedrigeren HbA1c-Wert und damit eine Verbesserung ihres Glukosestoffwechsels erreicht. In der zweiten Gruppe ergab sich keine Veränderung des HbA1c-Wertes. Das bedeutet, dass allein die richtige Reihenfolge – Ballaststoffe vorneweg – mit der Zeit ähnlich wirkt wie ein Diabetes-Medikament. Auch für gesunde Personen sind solche Verbesserungen des Glukosestoffwechsels vorteilhaft. Für alle gilt: Die Blutzucker- und Insulinkurve wird allein durch diese gesunde Reihenfolge deutlich flacher gehalten. Alles spricht also für: zuerst Salat und Gemüse, danach Fleisch, Fisch und Beilagen.

Bei den verschiedenen Ballaststoffen gibt es einen bemerkenswerten Unterschied: Man trennt die wasserlöslichen Ballaststoffe wie Beta-Glucane von den wasserunlöslichen Ballaststoffen wie Cellulose. Letztere werden im Darm durch die Darmbakterien nicht weiter aufgespalten und werden unverändert über den Stuhl ausgeschieden. Die wasserlöslichen Ballaststoffe dagegen werden von Darmbakterien zu kurzkettigen Fettsäuren (Buttersäure, Propionsäure, Acetat) und Milchsäure abgebaut. Davon ernähren sich nicht nur die Darmbakterien, sondern auch die Schleimhautzellen des Darms. Beta-Glucane sind vor allem in Hafer und Gerste, dagegen wenig in Weizen, Roggen und Dinkel enthalten. Mittlerweile werden Präparate mit Beta-Glucanen angeboten, die man in ein Müsli oder in einen Brei einrühren kann. Somit fördern wasserlösliche Ballaststoffe die Ernährung der Schleimhautzellen des Darms und der zuträglichen Bakterien im Mikrobiom. Weiterhin ist bekannt, dass Ballaststoffe das Cholesterin senken, Gifte im Darm binden, das Risiko für Darmkrebs und Herz-Kreislauf-Erkrankungen reduzieren. Ferner verbessern sie eine Insulinresistenz sowie einen Typ-2-Diabetes.

Unter diesen Gesichtspunkten sollte man Salat und Gemüse nicht durch Gemüsesäfte ersetzen, da diese keine Ballaststoffe mehr enthalten. Wird das Gemüse püriert – wie zum Beispiel für einen Smoothie –, so werden die Ballaststoffe erheblich zerkleinert und ihre positiven Wirkungen abgeschwächt. Am besten sollte man das Gemüse unzerkleinert verzehren, wobei es in Bezug auf die Ballaststoffe keinen großen Unterschied macht, ob roh oder gekocht. Die Zufuhr von Ballaststoffen sollte nach den offiziellen Empfehlungen etwa 30–40 Gramm pro Tag betragen. Das entspricht zum Beispiel drei Scheiben Vollkornbrot. Vor allem durch den Verzehr von Fertiggerichten wird diese Menge heute selten erreicht. Zudem benötigt die Zubereitung von Gemüse und Salaten eine gewisse Zeit – deutlich mehr, als nur ein paar Würstchen ins Wasser zu legen und dann mit einem Brötchen zu servieren.

Mit den richtigen Fetten gesunden

Lange standen Fette im Verdacht, äußerst gesundheitsschädlich zu sein. Ein großer Irrtum. Mit der offiziellen Ernährungsempfehlung »Esst wenig Fett und viel Kohlenhydrate« wurden die Menschen in Kombination mit dem zunehmenden Bewegungsmangel immer übergewichtiger und kränker. Der Blutzucker und das Insulin wurden dadurch in die Höhe getrieben und die Entstehung einer Insulinresistenz und eines Typ-2-Diabetes beschleunigt. Jedoch: Die Qualität und die Auswahl der Fette und Öle spielen eine entscheidende Rolle! Man muss, wie bei den Kohlenhydraten, lernen, zwischen guten und schlechten Fetten und Ölen zu unterscheiden.

Vor allem das Cholesterin wurde und wird als ein gefährlicher Risikofaktor für die Gefäßverkalkung mit den Folgekomplikationen Herzinfarkt oder Schlaganfall angesehen. Cholesterin wird jedoch zum größten Teil von der Leber produziert. Es dient als Ausgangssubstanz für Hormone und ist ein wesentlicher Baustein für die Zellwände. Ca. 85–90 Prozent des gesamten Cholesterins des Körpers wird in der Leber gebildet und nur ca. 10–15 Prozent stammen aus der Nahrung. Deshalb setzt die Wirkung der meisten Cholesterinsenker an der Hemmung der Cholesterinbildung in der Leber an. Die Frage, weshalb die Leber bei diesen Patienten zu viel Cholesterin bildet, ist bis heute nicht beantwortet. Fest steht jedoch, dass über eine Fettreduzierung in der Ernährung der Cholesterinspiegel nur geringfügig abgesenkt werden kann. In den US-Leitlinien zur Behandlung von hohen Cholesterinwerten im Blut spielt das Cholesterin im Essen daher keine Rolle mehr. Nur in Ausnahmefällen, wie bei seltenen genetischen Fettstoffwechselstörungen, wird noch eine cholesterinarme Diät empfohlen.

Gesunde und ungesunde Fette

Fett hatte lange zu Unrecht einen schlechten Ruf. Das muss revidiert werden: Es gibt sehr wertvolle Fettsäuren, manche davon sind essenziell. Das bedeutet: Der Körper benötigt sie, kann sie aber nicht selbst herstellen, sodass sie über die Ernährung zugeführt werden müssen.

Der Verzehr von Fett bietet zudem einige Vorteile. Es macht lange satt, da es den Glukose- und Insulinspiegel nicht beeinflusst und damit keine reaktive Unterzuckerung auslöst. Weiterhin wird die Fettverbrennung durch den niedrigen Insulinspiegel nicht behindert.

Die Art und die Zusammensetzung der Fette bzw. Öle in der Nahrung spielen für die Gesundheit eine bedeutende Rolle. Zunächst muss man unterscheiden zwischen den gesättigten Fettsäuren, die der Körper selbst bilden kann, und den ungesättigten Fettsäuren (Omega-FS), die er nicht selbst produzieren kann. Bei den Omega-Fettsäuren ist das Verhältnis der Omega-6-FS zu den Omega-3-FS entscheidend. Öle wie Sonnenblumenöl, Distelöl und Maiskeimöl beinhalten überwiegend Linolensäure (Omega-6-FS). Dagegen beinhalten Leinöl, Rapsöl, Walnussöl und Weizenkeimöl viel Omega-3-FS. Olivenöl hat wenig Omega-3- und Omega-6-FS, dafür viel Omega-9-FS und weitere sehr wertvolle Fettsäuren und Inhaltsstoffe.

Das Verhältnis von Omega-6-FS zu Omega-3-FS sind für die entzündlichen Vorgänge und damit auch für Folgeerkrankungen bei der Insulinresistenz und beim Typ-2-Diabetes von großer Bedeutung. Omega-6-FS, wie die Arachidonsäure und die Linolensäure, sind Ausgangsprodukte für entzündungsfördernde Botenstoffe. Arachidonsäure ist vor allem in Schweinefleisch und im Fleisch von Masttieren enthalten. Besonders Wurstwaren aus Schweinefleisch enthalten diese Fettsäure reichlich und befeuern somit Entzündungen, die für Komplikationen bei einer Insulinresistenz und einem Typ-2-Diabetes mitverantwortlich sind. Die akzeptable Tagesdosis wird mit 50 Milligramm Arachidonsäure angegeben. Die Aufnahme beträgt heute durchschnittlich jedoch ca. 400 Milligramm täglich. Diese Menge wird rasch erreicht, da ein Ei etwa 70 Milligramm, 100 Gramm Kotelett vom Schwein etwa 320 Milligramm, 100 Gramm Schweineschmalz etwa 1700 Milligramm Arachidonsäure enthalten. Wer täglich zu viel Arachidonsäure zuführt, fördert entzündliche Prozesse.

Omega-3- versus Omega-6-Fettsäuren

Die Gegenspieler der Omega-6-FS sind die Omega-3-FS wie die Eicosapentaensäure (EPA) und die Docosahexaensäure (DHA). Besonders die EPA ist eine wichtige Ausgangssubstanz für entzündungshemmende Botenstoffe. Diese Fettsäuren aus z. B. Lein-, Raps- oder Walnussöl können jedoch vom Körper nur in geringem Maße – etwa zu fünf Prozent – in EPA und DHA umgewandelt werden. Aus diesem Grund ist der Mensch auf die Zufuhr von marinen Omega-3-FS aus Fisch oder Algen angewiesen.

Die Fähigkeit des Körpers, eine Entzündung in Gang zu setzen und sie wieder zu beenden, hängt sehr stark von dem Verhältnis von Omega-6-FS zu Omega-3-FS im Organismus ab. Dieses Verhältnis gilt als Maß für die Entzündungsbereitschaft im Körper und wird bei etwa 2:1 als entzündungsneutral eingestuft. Ein Missverhältnis entsteht durch eine weitverbreitete, ungesunde Ernährung. Wegen ihrer großen Bedeutung werden die Fettsäuren im Kapitel Mikronährstoffe noch einmal genauer dargestellt (ab S. 132).

Ein weiteres Fett-Problem sind die Transfettsäuren, die ebenfalls Entzündungen verstärken. Sie entstehen beim Braten, Frittieren und Backen sowie bei der industriellen Verarbeitung von pflanzlichen Ölen. Die maximale Menge wird mit 2,6 Gramm pro Tag angegeben. Nach offiziellen Richtlinien dürfen in 100 g Lebensmittel nur zwei Gramm Transfettsäuren enthalten sein. Seien Sie deshalb sparsam mit Chips, Pommes frites, Croissants, Margarine und frittierten Speisen. Sie sind ein erheblicher Risikofaktor für Herz-Kreislauf-Erkrankungen wie Herzinfarkt, Schlaganfall und die sogenannte Schaufensterkrankheit.

MCT-Öle: starke Helfer beim Abnehmen

Öle und Nahrungsfette bestehen aus unterschiedlich langen Kohlenstoffketten. Mittelkettige Triglyceride (MCT) sind Fettsäuren mit 6–10 Kohlenstoffatomen und weisen eine deutlich kürzere Kettenlänge als die üblichen Nahrungsfette auf. Im Gegensatz zu den langkettigen Nahrungsfetten werden die MCT-Fettsäuren im Darm schnell resorbiert und in der Leber rasch zu Ketonkörpern verarbeitet. Die Ketonkörper sind kleiner als Glukose und gelangen deshalb ohne Probleme durch die Blut-Hirn-Schranke ins Gehirn, wo sie den Hirnzellen zur schnellen Energiebildung zur Verfügung stehen. Diese Wirkung auf die Hirnzellen ist vergleichbar mit dem Verzehr von Traubenzucker, weshalb MCT-Öl auch als »Traubenzucker aus Fett« bezeichnet wird. MCT-Öl findet sich vor allem in Kokosfett oder Palmkernöl. Der Nutzen von MCT-Öl ist vielfältig und liegt in den folgenden Aspekten:

Schnelle Energiequelle: MCT-Öl wird etwa 20 Minuten nach der Einnahme in der Leber in Ketonkörper umgewandelt, die den Körperzellen als alternative Energiequelle zu Glukose dienen. Das ist relevant für Personen, die ihre Ernährungsweise mit viel schnellen Kohlenhydraten rasch auf eine Kost mit nur noch langsamen Kohlenhydraten umstellen wollen. Weiterhin ist MCT-Öl hilfreich beim Intervall- oder Heilfasten, beim Abnehmen oder bei einer vorübergehend durchgeführten ketogenen Diät, da MCT-Öl den Stoffwechselweg der Fettverbrennung stärkt und so den »Hungerast« reduziert, der sich bei den erwähnten Umstellungen durch den plötzlichen Mangel an Glukose oft einstellt.

Appetitkontrolle: MCT-Öl fördert das Sättigungsgefühl, was für Personen, die abnehmen wollen oder Intervallfasten praktizieren, sehr vorteilhaft ist. Durch MCT-Öl wird das anfängliche Hungergefühl bei einer Ernährungsumstellung oder beim Fasten deutlich reduziert. Bis die körpereigene Ketogenese hochgefahren ist, hilft MCT-Öl sehr, die Anfangszeit besser zu bewältigen.

Fettverbrennung: MCT-Öl fördert durch die Bildung von Ketonen in der Leber zusätzlich die Fettverbrennung. Das ist vor allem bei einer Reduktionskost zum Abbau von Fett für den Gewichtsverlust relevant.

Verbesserung der geistigen Funktion: Ketonkörper, die durch die Verstoffwechselung von MCT-Öl in der Leber entstehen, sind eine effiziente Energiequelle für die Hirnzellen. In einigen Studien zeigten sich deutliche Hinweise, dass die Einnahme von MCT-Öl die geistige Funktion verbessert. Das ist besonders relevant, wenn dem Körper und damit dem Gehirn aufgrund einer Nahrungseinschränkung oder einer Nahrungsumstellung weniger Glukose als Energiequelle zur Verfügung steht.

Bei der Einnahme von MCT-Öl ist zu beachten, dass es unterschiedliche Verträglichkeiten und individuelle Reaktionen darauf gibt. Prinzipiell sollte man mit einer geringen Menge MCT-Öl beginnen, da anfänglich Beschwerden in Magen und Darm auftreten können. Es wird vorgeschlagen, mit ca. 20 Gramm pro Tag zu starten und dann um 5–10 Gramm täglich zu steigern. Die maximal tolerierbare Menge wird mit 100–150 Gramm pro Tag angegeben. Die übliche Dosis MCT-ÖL beträgt etwa zwei bis drei Esslöffel pro Tag, verteilt auf morgens und abends. MCT-Öl kann pur oder in Getränke oder Speisen eingerührt eingenommen werden. Beratung findet man in Apotheken oder Reformhäusern. Sollten gesundheitliche Einschränkungen vorliegen, empfiehlt sich die Einnahme in Absprache mit einem Arzt.

Heilfasten – Neustart für den Glukosestoffwechsel

Fasten bedeutet freiwilliger Verzicht auf Nahrung zugunsten der Verwendung von inneren Nahrungsreserven. Ohne Nahrungsaufnahme muss der Organismus seine Energie aus den körpereigenen Vorräten gewinnen. Zunächst werden dafür die Glukosespeicher in der Leber und in der Muskulatur geleert. Danach wird Glukose aus Protein und Ketonkörpern aus Fetten produziert und beides zur Energiebildung genutzt. Das Fasten bewirkt eine totale Umstellung des Stoffwechsels mit Mobilisierung der eigenen Glukose- und Fettreserven. Dadurch wird der Blutzucker rasch normalisiert, das Insulin deutlich abgesenkt und die Fettverbrennung angekurbelt.

Aus Sicht der Evolutionsbiologie ist das eine sehr sinnvolle Maßnahme. Ein Wechsel zwischen Völlerei und kargen Zeiten gehörte stets zum Leben unserer Vorfahren. Sie kannten keine regelmäßigen Essenszeiten und die Phasen des Schlemmens und des Hungers wechselten sich andauernd ab. Infolge der Nahrungsmittelknappheit und der Unsicherheit, wann es wieder etwas zu essen gab, war der Hunger gefürchtet. Hinzu kam die Angst zu verhungern. Es ist diese Ur-Angst, die immer noch in uns schlummert, weshalb viele den Hunger nur schwer aushalten können. Der Hunger ist in unserem Land jedoch heute nicht mehr der bedrohliche Feind, sondern der wohlmeinende Freund. Angesichts des andauernden Überflusses an Nahrung und deren Aufnahme ist ein Nahrungsverzicht mit einem Hungergefühl erwünscht und muss beim Heilfasten über eine gewisse Zeit ausgehalten werden.

Fastenärzte berichten von sehr positiven Erfahrungen durch das Heilfasten. Vor allem Patienten mit unterschiedlichen Zivilisationskrankheiten – darunter auch Patienten mit Typ-2-Diabetes – erzielten deutliche Verbesserungen. Die Fastenklinik Buchinger in Überlingen konnte in einer Beobachtungsstudie an über 1400 Patienten belegen, dass Heilfasten zu einer Verbesserung von Herz-Kreislauf-Beschwerden, von Stoffwechselstörungen und der

Stimmung führt. Die bisher oft geäußerte Kritik an dieser traditionellen Heilmethode verstummte, nachdem Professor Yoshinori Ohsumi 2016 den Nobelpreis für den wissenschaftlichen Nachweis der positiven Wirkungen des Fastens verliehen bekam.

Der Wissenschaftlicher Valter Longo konnte in seinen Untersuchungen zur Wirkung des Fastens nachweisen, dass Fastenperioden das Leben von Hefezellen etwa um das Doppelte verlängern. Auch Mäuse waren nach Heilfasten gesünder und ebenfalls langlebiger. Mittlerweile gilt es als erwiesen, dass periodisches Fasten die regenerativen Schalter in den Zellen anwirft und damit die Regeneration anstößt. Da keine Glukose von außen kommt, bleiben beim Heil- oder Intervallfasten die Glukose- und Insulinkurve sehr flach und der Glukosestoffwechsel normalisiert sich.

Eine mildere Form des Fastens ist das sogenannte Basenfasten nach Wacker, in dem nur basische Lebensmittel bis zu 1500 Kilokalorien pro Tag gegessen werden dürfen. Dieses Fasten wird in speziell ausgestatteten Hotels angeboten – wie zum Beispiel im Elzland Hotel Pfauen in Elzach – in denen das Personal bezüglich des Fastenablaufes und der Begleitmaßnahmen gut geschult ist. Beim Basenfasten steht neben der Gewichtsabnahme die Entsäuerung im Vordergrund. Sehr gut lässt sich das Basenfasten mit dem Intervallfasten kombinieren, um so zusätzlich das Aufräumen in den Zellen – die Autophagie – anzuregen.

Jünger werden mit Intervallfasten

Das Intervallfasten wird primär nicht zur Gewichtsabnahme, sondern zur Normalisierung des Stoffwechsels, zur Erholung der Leber und zur Zellregeneration durchgeführt. Dabei werden die Essenszeiten auf acht Stunden des Tages verteilt und über sechzehn Stunden kein Essen zu sich genommen. Nach ca. zwölf Stunden Nahrungskarenz beginnt das Aufräumen in den Zellen und ein Recycling von Abfallprodukten, das nach 16 Stunden sein Maximum erreicht. Vereinfacht ausgedrückt: Von außen kommt nichts mehr, also schaut die Zelle, was sie im Inneren noch verwerten kann. Für diese Autophagie – also für das Aufräumen der

Zellen im Hungermodus – erhielt 2016 Ohsumi den Nobelpreis für Medizin. Demnach aktiviert Fasten den Abbau von Zellmüll, fördert dessen Verwertung und bewirkt damit eine Regeneration. Fasten bedeutet also nicht nur eine Gewichtsabnahme, sondern auf Zellebene ein Verjüngungsprozess. Hinzu kommt eine Stoffwechselverbesserung mit niedrigem Insulinspiegel, mit verstärktem Fettabbau und mit einer Aktivierung der Ketonkörperbildung.

Von der Forschung werden die positiven Effekte des Intervallfastens zunehmend bestätigt. Patienten mit einem Typ-2-Diabetes erleiden oft entzündliche und arteriosklerotische Veränderungen ihrer Blutgefäße mit Komplikationen wie Herzinfarkten, Schlaganfällen, Erblindung, Nierenschäden oder Schaufensterkrankheit. So konnten südkoreanische Forscher durch Versuche an »Diabetes-Mäusen« zeigen, dass ihre Blutgefäße vor derartigen Schäden geschützt werden, wenn bei ihnen wiederholt die Autophagie der Zellen angeregt wird. Deshalb – so vermuten die Forscher – kann das Intervallfasten viel dazu beitragen, die negativen Folgen vom Diabetes abzumildern. In weiteren Studien zeigte sich bei Mäusen, bei denen immer wieder über 2–3 Tage oder auch nur über Stunden ein Nahrungsentzug durchgeführt wurde, im Vergleich zu Mäusen, die andauernd Nahrung bekamen, eine Lebensverlängerung um ca. 30 Prozent. Aus diesen Gründen ist die Empfehlung, 5–6 kleine Mahlzeiten einzunehmen, da sie die Verdauung entlasten und den Stoffwechsel am Laufen halten sollen, sehr kritisch zu hinterfragen: Sie entspricht sicher nicht unserem biologischen Erbe. Gegen eine solche häufige Nahrungszufuhr spricht auch die dadurch induzierte Blockierung der Fettverbrennung. Bei normalen Alltagsaktivitäten dauert es etwa sechs bis acht Stunden, bis die Glukosespeicher verbraucht sind. Erst danach greift der Organismus auf seine Fettspeicher mit der Fettverbrennung zurück. Werden jedoch alle drei bis vier Stunden der Blutzucker und das Insulin durch schnelle Kohlenhydrate immer wieder in die Höhe getrieben, kommt der Betroffene so gut wie nie in die Fettverbrennung. Ein ständiges Essen bedeutet auch, dass sich die Körperzellen nie von der andauernden Insulinwirkung erholen können.

Unser Körper ist nicht auf dauerndes Essen ausgelegt, denn in der Evolution gab es kein ständiges Essen, sondern immer längere Zeitabschnitte, in denen es nichts zu essen gab. Erst wurde gesammelt, gejagt oder gefischt, danach gab es irgendwann viel oder wenig zu essen oder auch mal nichts. Letztlich wird durch das Intervallfasten gelernt, das Hungergefühl wieder auszuhalten.

Tipps für die Umsetzung:

- Erleichtern Sie sich das Fasten, indem Sie kleine Mengen Eiweiß einnehmen (eiweißmodifiziertes Fasten). Dadurch wird das Hungergefühl gedämpft.
- Vermeiden Sie ein Saftfasten, da Fruktose am stärksten den Aufbau von Fett in der Leber fördert und die Insulinresistenz verstärkt.
- Praktizieren Sie auch ein Leberfasten, da dabei zunächst das viszerale Fett (Bauchfett) und erst später das Unterhautfettgewebe abgebaut werden.

Ohne Trinken geht es nicht

Der tägliche Bedarf an Flüssigkeit sollte am besten mit Wasser und ungesüßtem Tee gedeckt werden, denn diese enthalten keine Kalorien. Süße Getränke und auch sämtliche Obstsäfte sollten – wegen des hohen Gehalts an Glukose und Fruktose – weitgehend gemieden werden. Das Gleiche gilt für den Verzehr von Obst-Smoothies, denn diese bewirken eine massive Überlastung der Leber mit Fruktose. Die wesentlich bessere Variante ist es, das Obst zu essen und dazu Wasser zu trinken. Gemüse-Smoothies sind dagegen durchaus akzeptabel, jedoch ist auch hier der Verzehr des unzerkleinerten Gemüses besser.

Limonaden wie Fanta, Cola, Sprite und Orangina gehören ganz gestrichen. Diese energiereichen Getränke mit ihren vielen, schnellen Kohlenhydraten erhöhen sehr stark den Blutzucker und das Insulin. Somit fördern sie die Insulinresistenz und die Leberverfettung. All diese zuckerhaltigen Getränke erzeugen zudem kein Sättigungsgefühl, sondern steigern durch die reaktive Unterzuckerung noch das Hungergefühl.

Auch alkoholische Getränke sollten nur in geringem Maße konsumiert werden. Unabhängig von ihrer schädlichen Wirkung und ihrem Suchtpotenzial regen sie den Appetit an und bringen sieben Kalorien pro Gramm Alkohol mit. Bei einem halben Liter Bier oder einem Viertel Wein nimmt man je nach Sorte zwischen 200 und 300 Kalorien zu sich, da sie oft auch erheblich Zucker enthalten. Eine solche Menge an Kalorien entspricht etwa derjenigen eines normal großen Schnitzels. Alkohol kann nicht gespeichert werden, weshalb er rasch abgebaut wird und seine Kalorien sofort zur Verfügung stehen. Kommen nun noch Kalorien über eine gleichzeitige Nahrungsaufnahme dazu, so werden diese direkt ins allgemeine Fettgewebe einlagert. Ein Tipp für deren Auswahl: Trockene Rot- und Weißweine sind vom Zuckergehalt besser einzustufen als Bier. Bauen Sie aber regelmäßig Tage ein, an denen Sie keinen Alkohol konsumieren.

Dem Durst zuvorkommen

Im Alltag sollte man nicht erst trinken, wenn sich der Durst einstellt, denn dann fehlt dem Körper bereits reichlich Flüssigkeit. Vorteilhaft ist es, die tägliche Trinkmenge von etwa 2,5 Litern sichtbar zu positionieren und über den Tag verteilt zu sich zu nehmen. Am Abend muss dann der Vorrat an Wasser oder ungesüßtem Tee aufgebraucht sein. Während der Mahlzeit sollte überhaupt nicht oder nur wenig getrunken werden, denn die Nahrung muss gekaut, im Magen vermengt und nicht durch Flüssigkeit rasch weitergespült werden. Das Trinken von viel Flüssigkeit zum Essen beschleunigt die Passage des Nahrungsbreis, verdünnt die Verdauungssäfte und stört damit die Aufspaltung der Nahrung. Deshalb sollte man Wasser oder ungesüßten Tee bevorzugt in der Zeit zwischen den Mahlzeiten trinken.

Bei der Auswahl des Wassers gehen die Meinungen noch weit auseinander. Auch hier gibt ein Blick in die Evolutionsbiologie gute Hinweise: Unsere Vorfahren tranken ein mineralarmes Wasser wie Regenwasser, Quellwasser oder Oberflächenwasser aus Flüssen und Seen. Das sollte uns als Orientierung dienen, denn Wasser wird unter anderem zur Reinigung der extrazellulären Matrix gebraucht. Aus diesem Grund sollte das zugeführte Wasser ein hohes Lösungsvermögen aufweisen. Trinkwasser sollte so natürlich wie möglich sein: frei von Kohlensäure, ohne allzu viel Mineralien und frei von chemischen Substanzen. Meiden Sie deshalb auch Plastikflaschen und schränken Sie den Verzehr von kohlensäurehaltigen Mineralwassern ein. Denken Sie beim Trinken an Ihr »Aquarium«, das Sie mit dem Trinkwasser spülen und reinigen wollen. Ein gesundes Trinkverhalten kann viel zur Verbesserung der gesamten Stoffwechselfunktionen und somit auch zur Vermeidung einer Insulinresistenz und eines Typ-2-Diabetes beitragen.

Entgiften und Ausleiten

Umweltbelastungen führen zu Innenweltbelastungen.
Im Frühjahr werden Themen wie »entgiften, entschlacken und Detox-Kuren« in den Journalen immer wieder neu aufgegriffen. Viele Menschen interessieren sich für »Verschlackungsphänomene« und wollen entschlacken oder entgiften. In der universitären Medizin und in der Wissenschaft findet dieses Thema bisher dagegen kaum Beachtung, weshalb es dazu nur wenige Studien und so gut wie keine konkreten Aussagen gibt. Die Begriffe »entschlacken« oder »entgiften« werden in der Medizin immer noch sehr kontrovers diskutiert und spielen in den Behandlungskonzepten der universitären Medizin keine Rolle. In der Naturheilkunde, in der Ayurvedischen oder in der chinesischen Medizin kam der Verschlackung und Entgiftung jedoch schon immer eine große Bedeutung zu. Für deren Richtigkeit sprechen die Erfahrungsberichte vieler Patienten, die nach einer Entgiftungskur von

erstaunlichen Verbesserungen des Wohlbefindens und der Vitalität berichten.

Bei dem Begriff Schlacken – der von vielen Fachleuten belächelt wird – handelt es sich um einen bildhaften Begriff. Darunter werden Abfallstoffe aus dem Zellstoffwechsel, Reste von abgestorbenen Zellen sowie Ablagerungen von Toxinen und Schwermetallen verstanden. Das Problem der schleichenden Vergiftung wird für uns Menschen immer dringlicher, da die Anzahl von chemischen Substanzen und Schwermetallen in der Nahrung, im Wasser, in Kleidung, Wohn- und Arbeitsräumen, Auto usw. in den zurückliegenden Jahrzehnten ständig zugenommen hat. Bereits im Jahr 1982 erklärte die Weltgesundheitsorganisation (WHO), dass 80 Prozent aller chronischen Erkrankungen einen Bezug zu Umweltbelastungen aufweisen.

Die Reinigung der extrazellulären Matrix ist entscheidend

Heute stehen die Menschen im Vergleich zu ihren Vorfahren vor einer zunehmend größer werdenden Gefährdung ihrer Gesundheit durch die dauerhafte Aufnahme schädlicher Substanzen. Schwermetalle, Pestizide, Herbizide und chemische Zusatzstoffe in den Lebensmitteln gelangen regelmäßig in den menschlichen Organismus und werden vor allem in unserer »inneren Umwelt« – der extrazellulären Matrix – abgelagert. Die EZM besitzt unter anderem eine Siebfunktion, da sie Schwermetalle, Toxine oder chemische Substanzen festhält, um Schaden von den Zellen abzuwenden. Zusätzlich werden von den Zellen die Abfallsubstanzen aus dem Zellstoffwechsel wie Kohlendioxid, Ammoniak, Harnsäure usw. in die extrazelluläre Matrix abgegeben. All diese Ablagerungen müssen zeitgerecht ausgeleitet werden, sonst führt die Vermüllung zu einer Verdichtung der extrazellulären Matrix. Dadurch verschlechtert sich die Diffusion von Sauerstoff und Nährstoffen von den arteriellen Kapillaren zu den Zellen und somit deren Versorgung. Toxine oder Schwermetalle können in den Zellen den Stoffwechsel und die Energiebildung erheblich stören. Ohne ausreichend ATP (Zellenergie) können in den Zellen

Stoffwechsel- und Regenerationsprozesse nicht mehr regelgerecht ablaufen – das betrifft auch den Glukosestoffwechsel.

Ein entgleister Glukosestoffwechsel und eine Insulinresistenz werden durch eine verschlackte und gelartig veränderte Matrix, durch Störung der Grundregulationen und durch ein Zellenergiedefizit zusätzlich verschlechtert. Denn das Hormon Insulin, das von der Bauchspeicheldrüse in die Blutbahn abgegeben wird, muss von den arteriellen Kapillaren durch die extrazelluläre Matrix zur Zelle diffundieren, um dort seine Wirkung an den Insulinrezeptoren entfalten zu können. Eine verschlackte und gelartig verdichtete extrazelluläre Matrix erschwert die Diffusion von Insulin erheblich. Diese Problematik betrifft nicht nur das Insulin, sondern auch die Medikamente in der Therapie eines Typ-2-Diabetes: Auch diese gelangen dann nur schlecht zu den Zellen. Aufgrund all dieser biologischen Fakten gehören in der systembiologischen Therapie die Reduzierung der Toxinaufnahme und die effektive Entgiftung zu den Basistherapien bei chronischen Krankheiten – so auch bei einer Insulinresistenz und einem Typ-2-Diabetes.

Ausscheidung durch Pflanzenextrakte anregen

In der gängigen Therapie werden die Ausscheidungsorgane durch verschiedene pflanzliche Mittel angeregt. Die Ausscheidung über die Leber wird durch Pfefferminze, Schafgarbe und Löwenzahn angeregt. Die Niere durch Goldrute, Löwenzahn und Brennnessel. Die Lunge wird durch körperliche Bewegung zur vertieften Atmung angeregt, wodurch mehr Kohlendioxid abgeatmet wird. Das Schwitzen beim Sport oder in der Sauna scheidet vermehrt Schweiß und damit Säuren, Toxine usw. über die Haut aus. Die Ausscheidung über den Darm wird durch die Zufuhr von ausreichend Ballaststoffen, durch vermehrtes Trinken und gesteigerte körperliche Bewegung verbessert. Darüber hinaus kann die Entgiftung über den Darm durch die Einnahme von Natur-Zeolith und Algenpräparaten effektiv unterstützt werden. Im praktischen Vorgehen sollte zunächst auf eine verminderte Zufuhr von Toxinen geachtet werden. Wegen der erheblichen Schadstoffbelastung der Nahrung und wegen der Größe seiner Oberfläche (ca. 400 m^2) gelangt über die Schleimhaut des Darms meist der größte Anteil an toxischen Substanzen in den Körper.

Die Entgiftung von fettlöslichen Toxinen und Schwermetallen erfolgt in der Leber, die sie mit der Galle in den Darm ausscheidet. Ein Großteil der Gallensäuren – und mit ihnen auch die darin gelösten Schadstoffe – werden im Darm jedoch wieder rückresorbiert. Das bedeutet: Die Schadstoffe werden erneut aufgenommen und wieder zur Leber transportiert. Die Ausscheidung der Galle und deren Rückresorption im Darm nennt man den enterohepatischen Kreislauf (Darm-Leber-Kreislauf). Für den Organismus ist die Wiederaufnahme der Galle ein ökonomisches Vorgehen, denn die Gallensäuren können erneut verwendet und somit die Nachproduktion gering gehalten werden. Vor Jahrhunderten, in denen der Mensch kaum Schadstoffbelastungen ausgesetzt war, war die Rückresorption der Galle eine sehr sinnvolle Einrichtung. Heute entsteht jedoch durch die Rückresorption der Galle mit den enthaltenen Schadstoffen ein Teufelskreis, der wirksam unterbunden werden muss. Nur auf diese Weise wird die Leber dauerhaft entlastet und die Schadstoffe endgültig aus dem Körper ausgeschieden. Hierzu hat sich die tägliche Einnahme von Natur-Zeolith als sehr wirksam erwiesen. Hinzu kommt, dass der Natur-Zeolith das im Darm entstehende sehr toxische Ammoniak bindet und über den Stuhl ausleitet. Die Bindung des Ammoniaks im Darm an den Natur-Zeolith und dessen Ausscheidung über den Stuhl erspart der Leber die Entgiftung von Ammoniak, wodurch sie erheblich entlastet wird.

Besonders hilfreich: Natur-Zeolith

Als Zeolith bezeichnet man ein mikroporöses Tuffgestein, das in seinem Aufbau einem Schwamm ähnelt und eine enorm große innere Oberfläche aufweist. Die Natur-Zeolithe haben ein ähnliches Wirkprinzip wie die Heilerde, die aus der traditionellen europäischen Medizin bekannt ist. Aufgrund ihrer wesentlich größeren inneren und äußeren Oberfläche sind Zeolithe in der Entgiftung jedoch wesentlich effektiver als Heilerde. In der Medizin sind zur Therapie die Natur-Zeolithe Klinoptilolith und Mordenit zugelassen.

Das Zeolith-Pulver wird in Wasser aufgelöst getrunken oder in Kapselform eingenommen. Aufgrund der Größe der Partikel erfolgt keinerlei Resorption von Zeolith-Partikeln, und diese entfalten somit ihre Wirkung ausschließlich im Darm. Der Zeolith hat die Fähigkeit, Toxine und Schwermetalle fest zu binden, und wird mit ihnen zusammen über den Stuhl ausgeschieden. Der enterohepathische Kreislauf wird auf diese Weise wirksam unterbrochen. Das bedeutet: Der Organismus wird zunehmend über den Darm entgiftet. Eine Mobilisierung von Giften im Körper durch verschiedenste Therapeutika macht deshalb nur Sinn, wenn nach deren Ausscheidung über die Leber auch deren Bindung im Darm durch den Zeolith erfolgt. Nur so verlassen sie endgültig den Organismus.

Im Austausch gegen die Bindung von Schwermetallen und Toxinen gibt der Zeolith aus seinen Hohlräumen wertvolle Mineralien wie Magnesium, Kalzium und Kalium ab. Wie bei allen medizinischen Produkten muss auch beim Natur-Zeolith auf die Qualität geachtet werden. Entscheidende Qualitätskriterien sind: die Sorte (Klinoptilolith oder Mordenit), der Mahlgrad und die Reinheit. Stimmen diese Kriterien, so ist die Einnahme von Natur-Zeolith eine sehr wirksame Methode zur Entgiftung. Sie weist keine nennenswerten Nebenwirkungen auf, ist vom Preis her relativ günstig und kann problemlos zu Hause eingenommen werden. Eine Überdosierung ist praktisch nicht möglich, da sich das Zeolith-Pulver nur im Magen-Darm-Trakt befindet und über den Stuhl ausgeführt wird. Ein weiterer Vorteil ist, dass man diese Therapie mit anderen Methoden der Entgiftung, wie zum Beispiel mit der Einnahme von Algenpräparaten, von MSM (Bärlauch-Knoblauchextrakt) oder der Alpha-Liponsäure gut kombinieren kann. Diese Präparate unterstützen die Entgiftung durch den Zeolith. In meiner praktischen Tätigkeit hat sich eine Entgiftung durch die

Einnahme von Natur-Zeolith, z.B. Detoxsan oder Montilo von Heck Bio-Pharma, sehr bewährt.

Weiterhin kann die Entgiftung unterstützt werden durch eine ausreichende Versorgung von orthomolekularen Substanzen (Mikronährstoffe), welche die notwendigen Bausteine und Ko-Faktoren für die Entgiftungsenzyme bereitstellen. Deshalb sollte zur Entgiftung auch immer ergänzend ein Ausgleich von Mangelzuständen an Mikronährstoffen erfolgen.

Orthomolekulare Therapie

Ohne ausreichend Mikronährstoffe kein intakter Stoffwechsel.
Das Fachgebiet der orthomolekularen Medizin betrifft die Mikronährstoffe, zu denen die Vitamine, Mineralstoffe, Spurenelemente, essenzielle Amino- und Fettsäuren gehören. Im erweiterten Sinn werden auch die sekundären Pflanzenstoffe dazugezählt. Ihnen gemeinsam ist, dass der Körper sie nicht selbst herstellen kann, sie jedoch für alle Stoffwechselprozesse in den Zellen dringend benötigt.

Trotz ihrer enormen Bedeutung für die Gesundheit wird die Einnahme von Mikronährstoffpräparaten in der Medizin kontrovers diskutiert. Das liegt hauptsächlich daran, dass die Meinungen weit auseinandergehen, ob Mikronährstoffe in der heutigen Nahrung noch in einem ausreichenden Maße vorhanden sind oder nicht. Ein weiterer Grund: In Studien werden Mikronährstoffe in aller Regel nur einzeln in ihrer Wirkung untersucht. Fehlen dem »System Mensch« aber mehrere Mikronährstoffe, so reicht die Gabe einer einzelnen Substanz meist nicht aus, um nachweisbare therapeutische Erfolge zu erzielen. Die Schlussfolgerung, dass die Einnahme von Mikronährstoffen keine therapeutische Wirkung zeigt, ist aus solchen Studien also schlicht und einfach nicht zu verwerten. Ja, vielmehr noch: Diese Studien haben fatale Auswirkungen. Da sie oft keinen wissenschaftlichen Beweis für die Wirksamkeit von Mikronährstoffen erbringen, wird deren Einnahme von vielen Ärzten nicht empfohlen, von einigen sogar abgelehnt und von den Krankenkassen nicht bezahlt.

Hinzu kommt, dass sich die Symptome eines Mikronährstoffmangels bei den Betroffenen schleichend und uncharakteristisch entwickeln. Deshalb wird ein Mangel meist erst entdeckt, wenn er bereits zu Erkrankungen wie Osteoporose bei Vitamin-D-Mangel oder Skorbut bei Vitamin-C-Mangel geführt hat.

Anstelle von Studien sollten eher die biologischen Fakten berücksichtigt werden, denn diese ergeben eine bessere Orientierung im Umgang mit den Mikronährstoffen. Der Begriff Biologie bedeutet schließlich »Logik des Lebens«: Hiernach müssen Mikronährstoffe, die unser Körper benötigt – jedoch nicht selbst bilden kann –, in ausreichendem Maße zugeführt werden. Denn sie sind für den Aufbau und die Funktion aller Enzyme unerlässlich und haben deshalb für den gesamten Stoffwechsel eine existenzielle Bedeutung.

Lebensnotwendige Enzyme

In Gesundheitsmagazinen werden Enzyme häufig als »Werkzeuge des Lebens« bezeichnet. Über einen solchen bildhaften Ausdruck wird gerne hinweggelesen, diese Bezeichnung trifft jedoch exakt zu: Es sind die Enzyme, die alle lebensnotwendigen Stoffwechselprozesse in den Zellen gewährleisten. Ihre Funktion ist die Aktivierung von biochemischen Prozessen, deren Beschleunigung und Steuerung. Bisher sind beim Menschen über 3000 unterschiedliche Enzyme identifiziert, die alle aus Aminosäuren, Mineralien und Spurenelementen aufgebaut sind.

In jeder Zelle des menschlichen Organismus finden pro Sekunde über Hunderttausend chemische Prozesse statt. Nur mithilfe von Enzymen können diese Stoffwechselprozesse in dieser Vielfalt und in dieser Hochgeschwindigkeit ablaufen. Ein Mangel an Enzymen oder ein komplettes Fehlen bedeutet demnach eine massive Verlangsamung oder eine totale Blockade von Stoffwechselabläufen. Hiervon kann der Energie-, der Funktions- als auch der Strukturstoffwechsel betroffen sein. Insofern hängen die Gesundheit und letztlich die Heilung von einer guten Enzymausstattung ab. Zur deren Produktion benötigt die Zelle jedoch eine ausreichende Versorgung mit Mikronährstoffen, die durch die heutige Ernährungsweise in großen Teilen der Bevölkerung nicht mehr gegeben ist.

Das hat vielfältige Gründe. So ernährt sich die Bevölkerung zu 70 Prozent mit industriell verarbeiteten Nahrungsmitteln, die keine ausreichende Menge an Mikronährstoffen beinhalten. Das betrifft vor allem den weitverbreiteten Verzehr von Speisen aus Auszugsmehlen, die als »leere Kalorien« bezeichnet werden. Sie bringen ein Zuviel an Kalorien und ein Zuwenig an Mikronährstoffen. Erschwerend kommt hinzu, dass Obst und Gemüse oft selbst Defizite an Mikronährstoffen aufweisen. Nach den Ergebnissen mehrerer Studien hat deren Gehalt an Mikronährstoffen in den letzten Jahrzehnten stark abgenommen. Die Gründe dafür liegen vor allem in deren Massenproduktion auf ausgelaugten und überdüngten Böden, in der Denaturierung der Lebensmittel durch lange Transporte, Lagerung und industrialisierte Verarbeitung. Neben den Defiziten in der Nahrung wird das Problem durch die klassischen »Mikronährstoffräuber«, wie zum Beispiel Medikamente, Alkohol, Rauchen oder auch chronischen Stress, deutlich verschärft.

Das Problem von einem Mikronährstoffdefizit kann nicht mit der simplen Empfehlung: »Ernähre dich mit einer gesunden Mischkost« gelöst werden. Wer sehr viele Nahrungsmittel – die alle selbst Defizite an Mikronährstoffen aufweisen – mischt, hat im Endeffekt weiterhin ein Defizit in seiner Versorgung. Ein Mikronährstoffmangel verursacht sehr unterschiedliche Symptome und macht krank. Deshalb sollte man regelmäßig die wesentlichen Mikronährstoffe im Blut kontrollieren und gegebenenfalls zuführen. Mikronährstoffpräparate werden immer noch geringschätzig als Nahrungsergänzungsmittel bezeichnet. Diese Bezeichnung ist jedoch völlig unzutreffend, denn nicht die Nahrung soll ergänzt werden, sondern die Versorgung der Zellen soll damit gewährleistet werden.

Die heutzutage weitverbreitete Fehlernährung führt nicht nur zu einem Mangel an Mikronährstoffen, sondern in aller Regel auch zu einer Blutzuckererhöhung, Insulinresistenz und Typ-2-Diabetes. Durch den vermehrten Abbau von Glukose in den Mitochondrien und durch entzündliche Veränderungen infolge der Verzuckerung entstehen viele freie Radikale. Deshalb benötigen Patienten mit einem gestörten Glukosestoffwechsel zur Entschärfung der freien Radikale vermehrt antioxidative Mikronährstoffe.

Mikronährstoffe und ihre Bedeutung für unseren Körper

Mikronährstoffe sind für den Glukose- und Insulinstoffwechsel sehr bedeutsam. Um mögliche Defizite aufzudecken, empfiehlt es sich, im Blut entsprechende Analysen durchzuführen. Alle folgenden Mikronährstoffe sind unabhängig von ihrer Reihenfolge für den Glukosestoffwechsel relevant.

B-Vitamine. Die Vitamine B_1, B_6, B_{12} und Folsäure sind an der Energiebildung beteiligt. Ohne ausreichend Zellenergie (ATP) sind alle Funktionen verlangsamt. In Untersuchungen wurde nachgewiesen, dass Vitamin B_1 und B_{12} bei der Mehrzahl der Patienten mit einem Typ-2-Diabetes deutlich vermindert waren. Diese Patienten scheiden die B-Vitamine vermehrt über den Urin aus. Hinzu kommt oft eine altersbedingte Resorptionsschwäche vor allem für Vitamin B_{12} im Darm hinzu. Die Resorption von B_{12} wird auch durch die Einnahme von Medikamenten, vor allem durch Magensäureblocker und Metformin (Diabetes-Medikament), beeinträchtigt.

B_1 (Thiamin) ist am Energiestoffwechsel der Zellen beteiligt und für die Bildung des Acetylcholins, Adrenalins und Serotonins zuständig. Ein Mangel tritt vor allem bei Patienten mit einem Typ-2-Diabetes, bei erhöhtem Alkoholkonsum und bei der Einnahme von Diuretika (Wassertabletten) auf. Die Dosierung beträgt etwa bei Defiziten meist ca. 300 mg bis 600 mg B_1 täglich.

B_2 (Riboflavin) ist in den Mitochondrien an der ATP-Bildung beteiligt. Dosierung: ca. 100 mg/Tag.

B_6 (Pyridoxin) reduziert Infektanfälligkeit und wird zur Behandlung einer Polyneuropathie (Nervenschädigung) eingesetzt. Dosierung: je nach Blutwert ca. 15–50 mg/morgens.

B_{12} (Cobalamin) ist ein Radikalfänger. Es schützt vor freien Radikalen und wird besonders bei akuten und chronischen Entzündungen eingesetzt. Dosierung: ca. 1 mg/Tag.

Ein Mangel an den B-Vitaminen verstärkt vor allem die möglichen Folgeerkrankungen einer Insulinresistenz und eines Typ-2-Diabetes, nämlich die Polyneuropathie. Da sie für den Nervenzellstoffwechsel sehr bedeutsam sind, führt ein Defizit zu Störungen der geistigen Leistungsfähigkeit oder auch zu Depressionen. Bei Patienten mit einem Typ-2-Diabetes sollten immer die B-Vitamine kontrolliert und Defizite behoben werden. Hierzu gibt es gute Kombinationspräparate wie zum Beispiel von Köhler Pharma »B-Komplex Köhler ® intense«, die alle B-Vitamine beinhalten. Da diese wasserlöslich sind, können sie kaum überdosiert werden.

Vitamin C. Glukose und Vitamin C weisen in ihrem Molekülaufbau eine große Übereinstimmung auf. Deshalb ist es nicht verwunderlich, dass die Aufnahme von Vitamin C in die Zellen von Insulin gefördert und bei Insulinresistenz gehemmt wird. Eine australische Studie ergab, dass Patienten mit Typ-2-Diabetes, die über vier Monate zweimal 500 mg Vitamin C täglich einnahmen, eine Verbesserung ihres HbA1c-Wertes, der Insulinresistenz und eine Absenkung des Cholesterins im Blut erzielten. Vitamin C ist eines der stärksten Antioxidantien und hilft somit, die Folgeerkrankungen des Typ-2-Diabetes hinauszuzögern. Im Vergleich zu gesunden Personen haben Patienten mit Typ-2-Diabetes im Schnitt etwa 30 Prozent weniger Vitamin C im Blut. Aus all den genannten Gründen sollten Patienten mit Typ-2-Diabetes täglich zweimal ca. 500 mg Vitamin C oder mehr einnehmen.

Vitamin D. Nach Veröffentlichungen vom Robert Koch-Institut weisen ca. 90 Prozent der Bundesbürger vor allem im Winter einen mehr oder weniger stark ausgeprägten Vitamin-D-Mangel auf. Die Sonneneinstrahlung ist im Winter relativ schwach und zudem halten sich die Menschen überwiegend den ganzen Tag in

Gebäuden auf. Dazu kommen eine geschlossene Kleidung und das Auftragen von Lichtschutzfaktoren.

Vitamin D ist ein Hormon, das der Körper mithilfe der UVB-Strahlung der Sonne selbst bilden kann. Nahezu alle Zellen des Menschen haben Rezeptoren für das Hormon »Vitamin D«, das über 2000 Gene aktiviert und damit vielfältige Stoffwechselprozesse steuert. Auch für den Glukose- und Fettstoffwechsel ist ausreichend Vitamin D sehr bedeutsam.

Nach einer Untersuchung trat bei Frauen mit einem Vitamin-D-Mangel im Vergleich zu Frauen mit normalem Vitamin-D-Spiegel viermal häufiger ein Typ-2-Diabetes auf. Dafür spricht auch eine neue Studie von Sung et al., nach der es bei einem Vitamin-D-Mangel schneller zu einer Insulinresistenz und einem Typ-2-Diabetes kommt. Umgekehrt wird bei einer beginnenden Störung des Glukosestoffwechsels das Risiko für die Entwicklung eines Typ-2-Diabetes durch eine Normalisierung des Vitamin-D-Spiegels deutlich gesenkt. Der Fettstoffwechsel ist ebenfalls betroffen: Bei einem Vitamin-D-Mangel ist das Risiko für eine Störung des Fettstoffwechsels – erhöhte Neutralfette und Cholesterin – deutlich vergrößert.

Daraus lässt sich ableiten, dass der Vitamin-D-Spiegel im Blut 2- bis 3-mal im Jahr überprüft und bei Bedarf ausgeglichen werden sollte. In der Regel werden ca. 2000–4000 Einheiten pro Tag zum Abendessen empfohlen. Bei dieser Dosierung sind bisher keine Nebenwirkungen bekannt, und mit der Einnahme am Abend bleibt man in der zirkadianen Rhythmik. Man bildet dadurch den natürlichen Verlauf ab: Über den Tag wird Vitamin D produziert und erreicht am Abend den Höchststand.

Chrom. Chrom spielt im Glukosestoffwechsel eine bedeutende Rolle. So regt es die Produktion von Insulin und dessen Freisetzung an. Darüber hinaus ist Chrom für die Signalübertragung von Insulin auf die Rezeptoren und damit für die Einschleusung von Glukose in die Zellen unerlässlich. Ein Mangel an Chrom fördert deshalb die Entstehung einer Insulinresistenz. In Studien zeigte die Behebung eines Chrommangels sehr positive Wirkungen auf den Glukosestoffwechsel, besonders bei Patienten mit einem Typ-2-Diabetes. Bei ihnen verbesserte sich der HbA1c-Wert deutlich. Deshalb sollte bei einer Insulinresistenz oder bei einem Typ-2-Diabetes der Chrom-Spiegel im Blut bestimmt werden.

In der Nahrung findet sich Chrom vor allem in Fleisch, Innereien, Fisch, Eiern, Nüssen und Vollkornprodukten. Für Erwachsene beträgt die empfohlene Tagesdosis zum Ausgleich eines Mangels ca. 100–200 µg Chrom.

Magnesium. Magnesium ist für die Funktion der Insulinrezeptoren und für die Verwertung von Glukose in der Zelle bedeutsam. Ein Mangel an Magnesium behindert die Anbindung von Insulin an die Rezeptoren und fördert dadurch die Entstehung einer Insulinresistenz. In Studien wurde nachgewiesen, dass ein Magnesiummangel die Entwicklung von einem Prädiabetes zu einem manifesten Typ-2-Diabetes erheblich beschleunigt. Weiterhin verstärkt ein Magnesiumdefizit eine Fettstoffwechselstörung und begünstigt das Auftreten von Folgeerkrankungen.

Laut Literatur besteht bei über 50 Prozent der Patienten mit Typ-2-Diabetes ein Magnesiummangel. Das liegt an der krankheitsbedingten Einschränkung der Nierenfunktion und an der andauernden Einnahme von Medikamenten wie Wassertabletten, Magensäureblockern, Cholesterinsenkern usw. Zur Prävention wird eine Tagesdosis von ca. 200–300 mg vorgeschlagen. Zur Therapie eines Defizites wird die Einnahme von ca. 300–900 mg empfohlen, die in vier bis fünf Dosen über den Tag verteilt einzunehmen sind. Falls jemand auf die Magnesiumeinnahme verstärkt mit Darmproblemen reagiert, so kann er auf »Magnesium-Öl« ausweichen. Dabei handelt es sich nicht um ein Öl, sondern um eine hochkonzentrierte Magnesiumlösung. Über die Haut wird Magnesium ohne Nebenwirkungen sehr gut resorbiert.

Zink. Zink ist eines der häufigsten Spurenelemente im Körper und befindet sich nahezu vollständig innerhalb der Zellen. Zink ist am Aufbau und an der Funktion von 300 Enzymen beteiligt, weshalb es für viele Stoffwechselprozesse von großer Bedeutung ist. So ist Zink für den Glukose-, Eiweiß- und Fettstoffwechsel, das

Immunsystem, die Zellenergiebildung, die Wundheilung, die Entgiftung usw. notwendig. Die Produktion von Insulin, Schilddrüsen-, Sexual- und Wachstumshormonen ist von ausreichend Zink abhängig. Die Symptome eines Zinkmangels sind dementsprechend sehr vielfältig. Unter anderem kommt es zu einem Leistungsabfall, zu chronischer Müdigkeit, Kraftlosigkeit, zu Konzentrationsstörungen, Infektanfälligkeit, Depressionen usw. Ein recht frühes Symptom sind oft ein Haarausfall oder weiße Flecken auf den Fingernägeln.

Zink ist für die Bildung, die Speicherung und die Freisetzung von Insulin absolut notwendig. Bei einem Zinkdefizit bilden die Zellen weniger Insulinrezeptoren aus und vermindern deren Empfindlichkeit. Zink ist deshalb für einen normalen Glukosestoffwechsel unerlässlich. Oder umgekehrt: Ein Zinkdefizit begünstigt die Entstehung einer Insulinresistenz und eines Typ-2-Diabetes sowie deren Folgeerkrankungen. Patienten mit Typ-2-Diabetes neigen verstärkt zu einem Zinkmangel, da sie Zink vermehrt über die Nieren ausscheiden und im Darm vermindert aufnehmen. In der Nahrung befindet sich viel Zink in Fleisch, Innereien, Fisch, Käse und in Vollkornprodukten. Studien ergaben, dass durch die Behebung von einem Zinkdefizit bei Patienten mit Typ-2-Diabetes der HbA1c-Wert verbessert wurde.

Der Zink-Spiegel im Blut sollte bei gesunden Personen und vor allem bei Patienten mit Typ-2-Diabetes ab und zu überprüft werden. Bei einem Defizit wird die Substitution mit einer Tagesdosis von ca. 15–25 mg Zink pro Tag vorgeschlagen. Diese Substitution sollte durch entsprechende Laborkontrollen überprüft werden.

Mangan. Mangan ist an der Produktion von Insulin und an verschiedenen Enzymen beteiligt. Weiterhin ist Mangan für die Energiebildung notwendig und schützt die Mitochondrien vor einer oxidativen Schädigung. Ein Defizit kommt vor allem bei einer Ernährung mit viel schnell resorbierbaren Zuckern und bei chronischem Alkoholkonsum vor. Die Symptome sind eine andauernde Müdigkeit, Muskelschwäche, Unruhe und parkinsonähnliche Symptome.

Mangan kommt überwiegend in pflanzlichen Nahrungsmitteln wie Getreide, Hülsenfrüchten, Nüssen, Karotten, Rote Bete oder in Obst wie Heidelbeeren, Himbeeren, Bananen und in Schwarztee vor. Bei einem Mangel beträgt die therapeutische Dosis ca. 100–400 µg täglich.

Selen. Selen ist Bestandteil der wichtigsten antioxidativen Enzyme und ist deshalb zur Vorbeugung von Folgeerkrankungen bei Typ-2-Diabetes sehr bedeutsam. Zusätzlich wird Selen zum Aufbau der Schilddrüsenhormone benötigt. Ein Selenmangel führt zu einer Schilddrüsenunterfunktion, durch die sich der gesamte Stoffwechsel auf Sparflamme befindet und zu einer Immunschwäche führen kann. Auch Erkrankungen der Herzkranzgefäße, Krebs, Rheuma, Autoimmunerkrankungen usw. werden mit einem Selenmangel in Verbindung gebracht. Eine Ernährung mit vielen Weißmehlprodukten kann zu einem Mangel an Selen führen. Weißbrot beinhaltet nur die Hälfte des Selengehalts im Vergleich zu einem Vollkornbrot.

Reichlich vorhanden ist Selen in Nahrungsmitteln wie Fleisch, Vollkorn, Eiern, Knoblauch, Paranüssen, Hefe und Meeresfrüchten. Bei einem Mangel an Selen sollte die Substitution von Selen immer unter Laborkontrolle in gewissen Abständen durchgeführt werden, um eine Überdosierung zu vermeiden. Dosierung: ca. 100–300 µg täglich.

Alpha-Liponsäure. Sie ist ein sogenanntes Vitaminoid. Die Bezeichnung rührt aus einer vitaminähnlichen Funktion und der Tatsache her, dass der Körper es selbst herstellen kann. Die Produktion ist jedoch bei älteren Personen oft vermindert. Da Alpha-Liponsäure die Entstehung von AGEs hemmt, wird beim Typ-2-Diabetes das Auftreten von Folgeerkrankungen bei einer ausreichenden Versorgung verlangsamt. Dosierung: ca. 600 mg/Tag.

Regulatessenzen nach Doktor Niedermaier

Mikronähstoffe wie Vitamin D, die Vitamin-B-Gruppe, Zink, Selen, Magnesium usw. können durch entsprechende Laboranalysen gut untersucht werden. Die immense Vielzahl der gesamten

Mikronährstoffe macht es jedoch unmöglich, alle laborchemisch zu untersuchen. Deshalb müssen nicht feststellbare Defizite an Mikronährstoffen durchaus in Betracht gezogen werden. Aus diesem Grunde ist ab und zu eine Zufuhr von Präparaten, die eine Vielzahl an Mikronährstoffen beinhalten, sinnvoll und angebracht. Eine breite Versorgung mit Mikronährstoffen bieten zum Beispiel die Regulatessenzen von Dr. Niedermaier Pharma. Zur Herstellung der Regulatessenzen werden verschiedenste Obstsorten, Gemüsearten und Nüsse aus biologischem Anbau durch unterschiedliche Laktobazillen in mehreren Stufen fermentiert. Die einzelnen Schritte der Fermentation sind vergleichbar mit der Herstellung von Sauerkraut oder Joghurt. Die Nahrungsmittel werden durch die stufenweise Fermentation immer weiter aufgeschlüsselt. In den Regulatessenzen sind über 50 000 Aminosäuren, Oligopeptide, Polyphenole, Flavonoide, Vitamine, Mineralien, Spurenelemente, Metabolite und probiotische Komponenten enthalten. Den Zellen werden damit zahlreiche Bausteine zur Produktion von Enzymen zur Verfügung gestellt. Die Regulatessenzen unterstützen die biologischen Regulationsvorgänge – daher auch ihr Name.

Die Regulatessenzen ermöglichen eine verstärkte Resorption der Mikronährstoffe im Darm. Sie sind frei von Fruktose, Laktose oder Gluten, sodass sie auch bei entsprechenden Intoleranzen eingenommen werden können. Zusätzlich wird durch die Laktobazillen (Milchsäurebakterien) die vorteilhafte rechtsdrehende Milchsäure produziert. Die rechtsdrehende Milchsäure in der Regulatessenz wirkt im Organismus basisch, führt zu einer Verbesserung des Darmmilieus und zu einer Entlastung der Leber. Einige Darmbakterien wandeln die rechtsdrehende Milchsäure zu Buttersäure um, von der sich die Schleimhautzellen des Darms ernähren. Auf diese Weise unterstützen die Regulatessenzen auch eine Darmsanierung. In einer Studie wurde die Resorption von Mikronährstoffen ohne und unter Zugabe von Regulatessenzen gemessen. Die Resorption von Mikronährstoffen war durch die Regulatessenzen deutlich besser, zum Teil fand sich eine Steigerung von bis zu 300 Prozent. Es wird vermutet, dass den Regulatessenzen eine sogenannte Transportfunktion (Carrier-Funktion) im Dünndarm zukommt.

In einer weiteren Studie wurde bei Patienten mit Typ-2-Diabetes die Leistungsverbesserung nach einer sechsmonatigen Einnahme von zweimal 10 ml Regulatpro Metabolic morgens und abends mittels Fragebögen zur Selbsteinschätzung erhoben. Es ergab sich eine Verbesserung der Vitalität und der Leistungsfähigkeit um durchschnittlich 55 Prozent. Bei vier Teilnehmern wurde zusätzlich das ATP – der entscheidende Energieträger der Zellen – bestimmt. Die Messung erfolgte zu Beginn, nach dreimonatiger und nach sechsmonatiger Einnahme von Regulatpro Metabolic. Der Anstieg der ATP-Werte betrug nach drei Monaten durchschnittlich ca. 122 Prozent und nach sechs Monaten ca. 183 Prozent. Die ATP-Erhöhung ging mit einer verbesserten körperlichen und geistigen Fitness sowie mit deutlich weniger unspezifischen Beschwerden einher.

Zusammenfassend kann man sagen: Die Körperzellen stellen die lebenswichtigen Enzyme aus Aminosäuren, Mineralien und Spurenelementen selbst her. In der Medizin geht man davon aus, dass dies den Zellen ohne größere Probleme gelingt, weshalb den Enzymen und den benötigten Mikronährstoffen bisher ein geringes Interesse zukommt. Ein Defizit an Mikronährstoffen hat aber erhebliche Konsequenzen: nämlich einen Mangel an Enzymen und an Ko-Enzymen. Beides führt zu einer Verlangsamung oder gar zu einer Blockierung von Stoffwechselabläufen in den Zellen. Diese krankmachenden Folgen sollten Anlass genug sein, sich tiefgründig mit den biologischen Fakten dieser Problematik auseinanderzusetzen. Das Ziel einer Mikronährstoffversorgung ist demnach die Normalisierung und Optimierung des Zellstoffwechsels – die Grundvoraussetzung für Gesundheit, Regeneration und Heilung.

Omega-Fettsäuren im Fokus

Die Omega-3-Fettsäuren sind in den letzten Jahren immer mehr in den Fokus der medizinischen Forschung und der Therapie gerückt. Zu den Omega-3-FS zählen unter anderem die alpha-Linolensäure, die im Leinöl, Rapsöl und Walnussöl vermehrt vorkommt. Diese pflanzlichen Öle sind gesund, tragen jedoch nur geringfügig zur Versorgung des Organismus mit den marinen Fettsäuren – Eicosapentaensäure (EPA) und Docosahexaensäure (DHA) – bei. Diese sind vor allem in Fisch- und Algenöl enthalten.

Die marinen Omega-3-FS müssen durch den Verzehr von Fisch und Algen zugeführt werden, da der menschliche Organismus nicht fähig ist, die alpha-Linolensäure in nennenswerter Menge in EPA und DHA umzuwandeln. Evolutionsbiologisch wird dieser Sachverhalt folgendermaßen erklärt: In einer schweren Eiszeit überlebte eine einzige Gruppe von Menschen im südlichen Afrika. Sie lebten in einer Meeresbucht und ernährten sich über Jahrtausende von Fischen, Meeresfrüchten und Algen. Das bedeutet: Sie nahmen regelmäßig und in großen Mengen EPA und DHA auf, weshalb keine Notwendigkeit mehr bestand, diese Fettsäuren selbst herzustellen. Da wir deshalb auf die Zufuhr von EPA und DHA angewiesen sind, führt der heute geringe Verzehr von Fischen, Meeresfrüchten und Algen bei vielen Menschen zu einem Defizit an EPA und DHA.

Dadurch ist das Verhältnis der Omega-6-FS zu den marinen Omega-3-FS ein Problem geworden. Nach Schätzungen betrug dieses Verhältnis bei unseren Vorfahren etwa 1:1 bzw. 2:1, dagegen beträgt es heute durchschnittlich ca. 15:1. Das bedeutet, dass sich 15-mal mehr Omega-6-FS im Organismus befinden als marine Omega-3-FS. Dieses Ungleichgewicht birgt erhebliche Nachteile: EPA dämpft Entzündungen, Omega-6-FS dagegen fördern Entzündungen. Aus diesem Grunde führt ein Mangel an EPA bzw. ein Überwiegen von Omega-6-FS vermehrt zu Entzündungen. Jeder kleine Reiz führt dann zu einer starken Entzündung, die kaum mehr abklingt. Es werden beide »Kontrahenten« benötigt, keiner darf jedoch in diesem Zusammenspiel überwiegen. Oder anders:

Ihr Verhältnis zueinander ist sehr bedeutsam. Entscheidend ist also nicht nur eine ausreichende Zufuhr von marinen Omega-3-FS, sondern auch eine verminderte Zufuhr von Omega-6-FS. Dieses Ungleichgewicht wird durch den häufigen Verzehr von billigen Pflanzenölen wie Sonnenblumenöl, von Fleisch von Masttieren, Wurst, Margarine usw. immer größer.

Die Bedeutung der marinen Omega-3-FS ergibt sich aus der Tatsache, dass sich in den Zellwänden der Hirnzellen sehr viel DHA befindet. Deshalb wird die Einnahme von marinen Omega-3-FS in der Prävention und in der Therapie der Demenz vom Alzheimer-Typ empfohlen. Zudem benötigen alle Zellen für ihre Zellwand-Funktionen eine ausreichende Versorgung mit den marinen Omega-3-FS. Fehlen diese in der Zellmembran der Herzmuskelzellen, so werden vermehrt Omega-6-FS eingebaut. Dadurch steigt das Risiko für Herzrhythmusstörungen deutlich an. Aus diesem Grunde werden marine Omega-3-FS neben Magnesium zur Therapie von Herzrhythmusstörungen eingesetzt.

Botenstoffe, die aus marinen Omega-3-FS gebildet werden, hemmen die Gerinnung des Blutes. Durch eine ausreichende Versorgung kann damit die Gefahr einer Thrombosebildung deutlich verringert werden. Weitere bekannte positive Wirkungen von EPA und DHA sind: Verbesserung von Depressionen, von ADHS, von Gedächtnisstörungen, entzündlichen Darmerkrankungen, Asthma, Rheuma, Arthrose, Multiple Sklerose, Sehstörungen und des Glukosestoffwechsels. Die Empfindlichkeit der Insulinrezeptoren wird durch EPA und DHA verbessert. Deshalb ist es nicht verwunderlich, dass eine Auswertung von 30 Studien eine Verbesserung der HBA1c-Werte und der Insulinresistenz durch eine tägliche Einnahme von EPA und DHA bei Patienten mit einer Insulinresistenz und einem Typ-2-Diabetes ergab. Zusätzlich waren die Triglyceride verbessert. Mit speziellen Laboruntersuchungen können Mangelzustände an EPA und DHA aufgedeckt werden. Sehr zuverlässig ist eine Fettsäureanalyse durch den HS-Omega-3-Index. In der Praxis zeigen sich bei den meisten Patienten ein Mangel an EPH und DHA und eine deutliche Schieflage zugunsten der Omega-6-FS. Das bedeutet: Bei ihnen besteht heute eine erhöhte Entzündungsbereitschaft, eine verstärkte Neigung zur Thrombose, eine Neigung zu Depressionen, die Gefahr von Herzrhythmusstörungen usw.

Eine ausreichende Versorgung mit EPA und DHA ist nur durch den Verzehr von Fisch, Meeresfrüchten oder Algen möglich. Wer keinen Fisch mag, für den stehen qualitativ sehr gute Präparate zum Beispiel von Norsan mit einem gesichert hohen Gehalt an EPA und DHA zur Verfügung. Der Tagesbedarf liegt bei etwa zwei Gramm. Die tatsächliche Aufnahme beträgt zurzeit jedoch pro Tag und pro Person nur etwa 0,15–0,25 Gramm. Das ist der Grund, weshalb die Unterversorgung an marinen Omega-3-FS große Teile der Bevölkerung betrifft und ein weitverbreitetes gesundheitliches Problem darstellt.

Mit pflanzlichen Ölen wie zum Beispiel Leinöl, die zwar reichlich Omega-3-FS enthalten, lässt sich das Problem nicht lösen. Leinöl enthält viel alpha-Linolensäure – eine Omega-3-FS –, die jedoch nur in einem ganz geringen Maße vom menschlichen Organismus in die EPA und DHA umgewandelt werden kann. Der Mensch ist dringend auf eine ausreichende Zufuhr von marinen Omega-3-FS – also aus Algen, Fischen und Meeresfrüchten – angewiesen.

Säure-Basen-Haushalt in Betracht ziehen

Sauer macht nicht lustig.

Anfang des 20. Jahrhunderts lebte in Hamburg ein Kabarettist namens Sauer, der den folgenden Satz als Werbung benutzte: »Sauer macht lustig.« Daher rührt dieser heute noch bekannte Ausspruch. Auf unseren Körper bezogen ist eine Übersäuerung jedoch nicht lustig, sondern wirkt sich krankmachend aus.

Das Maß für die Säure-Basen-Verhältnisse einer Flüssigkeit ist der pH-Wert. Auf der pH-Skala (1–14) ist ein pH-Wert von 1 extrem sauer, bei 7 neutral und darüber zunehmend basisch bis zu einem Wert von 14. Im Blut bewegt sich der pH-Wert in einem sehr schmalen, leicht basischen Bereich von ca. 7,34 bis 7,45. Abweichende Werte darunter oder darüber sind mit dem Leben nicht vereinbar.

In der Medizin wird der Säure-Basen-Haushalt fast ausschließlich bei Notfallpatienten auf der Intensivstation gemessen. Zurzeit ist er nur im Blut exakt messbar. Ein weiterer Verteilungsraum – die extrazelluläre Matrix (EZM) – wird nicht berücksichtigt. Das liegt unter anderem auch daran, dass sich die Diagnostik in der EZM schwierig gestaltet und die pH-Werte dort nur indirekt bestimmt werden können. Während Blut über eine Nadel einfach abgezogen und analysiert werden kann, geht dies in der EZM nicht. Nach einer Punktion erhält man aus der EZM immer eine Mischung aus Blut, Gewebssaft und zerstörten Zellen, die keine diagnostische Aussage ermöglicht. Das berechtigt jedoch nicht zur Einstellung: »Was nicht zu messen ist, gibt es nicht.« In der extrazellulären Matrix kann es sehr wohl zu einer chronisch latenten Übersäuerung (Azidose) kommen. Die latente Azidose ist in der Naturheilkunde seit langer Zeit ein zentrales Thema. In der universitären Medizin dagegen schenkt man ihr bisher keine Beachtung. Deshalb führen Ärzte und Heilpraktiker zum Teil sehr kontroverse Diskussionen, was den Laien wiederum verunsichert. Diese Widersprüche müssen durch Einbeziehung der biologisch-biochemischen Fakten aufgelöst werden.

Woher kommt die Säure im Körper?

Schauen wir uns eine Azidose genauer an: Werden mehr Säuren im Körper gebildet oder von außen zugeführt als ausgeschieden werden, so kommt es zu einer latenten Azidose. Überschüssige Säuren werden vor allem in der extrazellulären Matrix als Zwischendepot abgelagert. Anstelle von Wassermolekülen werden bei einer latenten Azidose vermehrt Protonen (Wasserstoffionen (H^+)) im Netzwerk der Zuckereiweiße in der EZM angelagert. Das führt zu gelartigen Verdichtungen in der EZM und damit zu einer Störung der Sauerstoff- und Nährstoffversorgung der Zellen. Jetzt kommt erschwerend hinzu, dass bei einem Sauerstoffmangel jede Zelle sofort Milchsäure produziert, was die lokale Übersäuerung weiter vorantreibt. In der Folge kommt es zu Schmerzen, zu entzündlichen Veränderungen, zur Degeneration oder auch zur Entartung der Zellen.

Der pH-Wert in der EZM kann nur indirekt bestimmt werden. Gemessen werden kann der pH-Wert, allerdings im Urin. Einmalige Messungen sind lediglich eine Momentaufnahme und besitzen praktisch keine Aussagekraft. Aus den pH-Werten eines Urin-Tagesprofils – fünf bis sechs Messungen zu definierten Zeiten – kann jedoch abgeleitet werden, ob die Regulationsfähigkeit im Säure-Basen-Haushalt noch intakt ist oder ob eine Säurestarre bei einer latenten Azidose vorliegt. Normalerweise sollte der pH-Wert nach dem Aufstehen im sauren, zwei Stunden nach dem Frühstück im basischen und später, vor der nächsten Mahlzeit, wieder im sauren Bereich liegen – eine Kurve, die dem normalen Säure-Basen-Kreislauf in Abhängigkeit des Nüchternzustands und der Nahrungsaufnahme entspricht. Ergeben sich im Urin-Tagesprofil dagegen durchgehend pH-Werte im sauren Bereich, so besteht ein deutlicher Hinweis auf eine latente Azidose. Zu deren Diagnostik stehen zusätzlich die Säure-Basen-Titration nach Jörgensen oder die Säure-Basen-Bestimmung nach Sander im Labor zur Verfügung, die beide etwas aussagekräftiger sind. Der Fachkundige kann aus diesen Untersuchungen im Kontext mit den Beschwerden des Patienten zuverlässig eine latente Azidose diagnostizieren.

Viele Faktoren wie Fehlernährung, Dauerstress, Bewegungsmangel, Toxine oder Medikamenten belasten den Säure-Basen-Haushalt durch eine erhöhte Zufuhr von Säuren oder durch eine erhöhte körpereigene Bildung von Säuren. Die moderne Lebensweise führt somit oft zu einer latenten Azidose, mit der viele Zivilisationskrankheiten in Verbindung gebracht werden.

Leicht basisch ist am besten

Alle chemischen Reaktionen, ja selbst das Überleben der Körperzellen, sind von den jeweiligen pH-Verhältnissen total abhängig. Ein basisches Milieu führt zu einer besseren Fließfähigkeit des Blutes, zu mehr Solzuständen (flüssigere Phasen) in der EZM, zu einer besseren Durchlässigkeit und besseren Rezeptorfunktion an der Zellmembran. Die große Bedeutung des normalen Säure-Basen-Haushalts liegt letztlich darin begründet, dass alle Lebensprozesse von den pH-Werten abhängen. Alle Hormone und Enzyme sind für ihre optimale Wirksamkeit vom pH-Wert der Umgebungsflüssigkeit abhängig – somit auch die Wirkung des Insulins und damit der Glukosestoffwechsel. Inzwischen gibt es Hinweise, dass eine latente Übersäuerung das Risiko für eine Insulinresistenz und einen Typ-2-Diabetes erhöht. So berichtet die »Ärzte Zeitung« vom 24.01.2023 von drei amerikanischen Studien, die aufzeigen, dass die Zufuhr von viel säurehaltigen Lebensmitteln zu einer latenten Azidose führt, die die Entstehung eines Typ-2-Diabetes begünstigt. Eine Mitteilung des Verbands für ganzheitliche Gesundheitsberatung e. V. aus demselben Zeitraum ist ebenso interessant: Patienten mit einem Typ-2-Diabetes weisen oft eine latente Azidose auf. Ferner zeigen weitere Studien, dass eine latente Azidose mit einem höheren Insulinspiegel und einer Insulinresistenz assoziiert ist. In der Therapie der Insulinresistenz und des Typ-2-Diabetes muss deshalb eine mögliche latente Azidose diagnostisch abgeklärt und gegebenenfalls behandelt werden.

Bei einer Übersäuerung kann der Organismus die notwendigen Basen zur Neutralisation der überschüssigen Säure nicht selbst bilden. Er benötigt dazu die Basenzufuhr in Form einer basischen

Ernährung oder durch die Einnahme basischer Mineralien. Weiterhin ist die Einnahme von rechtsdrehender Milchsäure zu empfehlen. Diese kommt in der Natur in spiegelsymmetrischer Form vor und wird aufgrund ihrer unterschiedlichen optischen Aktivität in die rechtsdrehende und in die linksdrehende Milchsäure (MS) eingeteilt. Normalerweise entsteht im Körper nur die rechtsdrehende MS, die gut abgebaut werden kann. Bei Durchblutungsstörungen mit einem Sauerstoffmangel entsteht jedoch viel linksdrehende MS, die nicht direkt abgebaut werden kann. Sie muss erst an rechtsdrehende MS gekoppelt werden, um ihren Abbau zu ermöglichen. Rechtsdrehende MS wirkt also im Organismus basisch. Bei einer latenten Azidose wird die Einnahme von etwa zwei Gramm rechtsdrehender MS pro Tag empfohlen. Weiterhin werden zum Abbau einer latenten Azidose äußerliche Anwendungen wie Voll- oder Fußbäder mit Basensalz, Wickel, getränkt mit Basensalzlösung, jeweils über mindestens 30 Minuten empfohlen.

Viele Naturheilkundeärzte und Heilpraktiker berichten von sehr guten Erfahrungen – auch in der Behandlung des Typ-2-Diabetes – mit basischen Ganzkörperwickeln in Kombination mit Mikrostrom. Der Mikrostrom entspricht den Wund- und Heilströmen, die vor über 150 Jahren von Luigi Galvani entdeckt wurden. In der Mikrostromtherapie kommen diese körpereigenen elektrischen Ströme zur Anwendung, deren Stromstärke 1000-mal geringer ist als bei den üblichen Elektrotherapien. Damit spricht die Mikrostrombehandlung im Prinzip die »gleiche Sprache« wie der Organismus. Durch Studien ist belegt, dass Mikrostrom die Wundheilung beschleunigt, die Narbenbildung verbessert, die Eiweißproduktion erhöht, den Transport von Substanzen durch die Zellmembranen verstärkt und die ATP-Bildung steigert.

Die Firma ReguCell Touch entwickelte die Idee, die Mikrostrombehandlung in Kombination mit einem Ganzkörper-Basenwickel anzuwenden, weiter. Nach Erfahrungsberichten führt diese Therapie zu einer raschen und enormen Entsäuerung des Körpers. Der pH-Wert in der extrazellulären Flüssigkeit wird in die basische Richtung verschoben, und somit werden in der extrazellulären Matrix die Sol-Gel-Übergänge in Richtung Sol (Verflüssigung) verschoben: Hormone, Botenstoffe und auch Medikamente gelangen besser zu den Zellen. Dadurch funktioniert auch die Regulation des Glukosestoffwechsels besser. Therapeuten berichten, dass man bei Patienten mit einem medikamentös eingestellten Typ-2-Diabetes nach der Behandlung – Ganzkörper-Basenwickel und Mikrostrom – eng den Blutzucker kontrollieren muss, um die Medikation oder Insulindosis rechtzeitig anzupassen, da sonst eine Unterzuckerung auftreten kann.

Stress – eine kurzfristige Insulinresistenz wird chronisch

Im Stress wird Glukose zur Energiebildung bereitgestellt.
Mehr als die Hälfte der deutschen Bevölkerung klagt über zu viel Stress, der bekanntlich ein bedeutsamer Risikofaktor für die Gesundheit ist. Bei einer akuten Gefahr wird der Betroffene innerhalb von Sekunden in die Lage versetzt, die gefährliche Situation besser zu bestehen, ja, sie letztlich zu überleben. Evolutionsbiologisch gesehen, handelt es sich um die sofortige, optimale Vorbereitung des Körpers zum Kampf oder zur Flucht. Durch die Ausschüttung der Hormone Adrenalin, Noradrenalin und Cortisol werden körperliche Veränderungen ausgelöst, wie zum Beispiel eine Pulsbeschleunigung, eine Blutdruckerhöhung oder eine verstärkte Gerinnungsneigung. Weiterhin wird rasch die notwendige Energie zum Kampf oder zur Flucht bereitgestellt. Durch Cortisol wird Glukose vermehrt aus den Speichern der Leber und der Muskulatur freigesetzt und dadurch der Blutzucker erhöht. Zusätzlich wird die Neubildung von Glukose aus Aminosäuren (Eiweißbausteine) in der Leber angeregt, während gleichzeitig Cortisol die Empfindlichkeit der Insulinrezeptoren hemmt: Es kommt zu einer vorübergehenden Insulinresistenz. Das macht Sinn, denn bei einem Kampf oder bei einer Flucht gelangt Glukose direkt – also ohne die Einschleusung durch Insulin – in die akti-

ven Muskelzellen. Diese kurzfristige Insulinresistenz verhindert das Einschleusen von Glukose in die Speicher, sodass sie vollständig in die aktiven Muskelzellen einströmen kann, wo sie in der Gefahr dringend benötigt wird.

In der heutigen Zeit sind die Menschen jedoch weniger von akuten Stressereignissen betroffen als vielmehr vom chronischen Stress. Bei chronischem Stress bewirkt das anhaltend erhöhte Cortisol ebenso eine andauernde Erhöhung des Blutzuckers und fördert somit die Entwicklung einer Insulinresistenz und eines Typ-2-Diabetes.

Ein weiterer Nachteil eines langfristig erhöhten Cortisols ist, dass es die Fettverteilung hin zum ungünstigen Bauchfett verändert, das bekanntermaßen Botenstoffe freisetzt, die die Insulinresistenz verstärken. Bei einem sehr lange Zeit bestehenden chronischen Stress erschöpft mit der Zeit die Cortisolproduktion in den Nebennieren. Durch den Mangel an Cortisol fehlt dann dessen starke antientzündliche Wirkung. In der späten Phase der chronischen Stressbelastung kommt es so zu einer erhöhten Entzündungsbereitschaft: Jede noch so leichte Entzündung im Körper entgleist zu einer Dauerentzündung. Daher ist vor allem die Kombination aus chronischem Stress, Bauchfett, einer Fehlernährung mit viel schnellen Kohlenhydraten und einem Mangel an marinen Omega-3-FS äußerst gefährlich.

Dauerstress mit Folgen

Chronischer Stress verändert auch die Funktionen des vegetativen Nerven-, des Immun-, des Herz-Kreislauf- und des Hormonsystems zum Negativen. Ein hoher Blutdruck, Herzrhythmusstörungen, Schlafstörungen, Infektanfälligkeit, Insulinresistenz und Typ-2-Diabetes sind häufige Folgen.

Beim Stressgeschehen wird zwischen Eustress, Dysstress und einer chronischen Stressbelastung unterschieden. Eine aufregende Situation, die beherrschbar ist, wird als Eustress bezeichnet und wirkt sich eher belebend aus. Fühlt man sich einer aufregenden Situation jedoch hilflos ausgeliefert, so bezeichnet man dies als Dysstress. Nach einem Dysstress-Ereignis sollte die freigesetzte Glukose durch körperliche Bewegung verbrannt werden. Oder umgekehrt: Wird die bereitgestellte Glukose nicht verwertet, so kommt ihr eine erhebliche krank machende Wirkung zu. Bei Stress im Büro ist körperliche Bewegung nicht immer sofort möglich. Erfolgt die Bewegung jedoch etwas zeitversetzt nach der Arbeit, so bringt sie immer noch erhebliche Vorteile. Die Summation von kleinen Stressreaktionen während der Arbeit kann beispielsweise durch einen Spaziergang, durch Joggen oder Fahrradfahren am Feierabend abgebaut werden. Denn Stress und die Stressreaktion – Vorbereitung zum Kampf oder zur Flucht – sind untrennbar mit einer körperlichen Bewegung verbunden.

Psychologische Intervention

Die Frustration über gescheiterte Abnehmversuche.
Patienten mit einer Insulinresistenz oder mit einem Typ-2-Diabetes haben häufig erhebliche Schwierigkeiten, ihre Ernährungsgewohnheiten zu verändern, ihr Übergewicht zu reduzieren und sich mehr zu bewegen. In der Regel ist ihnen bewusst, dass sie krank sind und dass sie etwas verändern müssen. Oft jedoch sind sie überfordert, ihre Ernährungs- und Lebensweise im Alltag zu verändern. Die Diskrepanz zwischen der Einsicht, der Eigenverantwortung und dem Nicht-Können stellt eine erhebliche psychische Belastung dar, die eine professionelle Hilfe erfordert.

Hinzu kommt, dass viele Betroffene mit wiederholten Versuchen, ihr Gewicht dauerhaft zu reduzieren, durch falsche Diäten bereits mehrfach gescheitert sind. Solche negativen Erfahrungen führen zu einer erheblichen Frustration bis hin zu einer Verzweiflung oder gar einer Depression. Einige Betroffene geraten dadurch in einen regelrechten »Abnehm-Stress« mit einer erhöhten Cortisolausschüttung, was die Glukoseneubildung, die Erhöhung des Blutzuckers und das Hungergefühl fördert. Bei einer Kost mit weiterhin viel schnellen Kohlenhydraten wird die Situation dadurch zusätzlich erheblich verschärft. Je nach individueller psychischer Belastungssituation ist eine psychologische Beratung oder eine Psychotherapie angeraten.

Chronobiologie – auf die innere Uhr hören

Bringen Sie Ihren Glukosestoffwechsel in den Takt!
Im Körper und in den Zellen sind alle Funktionen, Stoffwechselprozesse und Hormonausschüttungen durch vielfältige Rhythmen zeitlich aufeinander abgestimmt. Diese zeitliche Abstimmung fällt in das Fachgebiet der Chronobiologie. *Chronos* kommt aus dem Griechischen und heißt Zeit. Die Chronobiologie untersucht und beschreibt folglich die zeitliche Organisation und die zeitliche Ordnung aller Lebensvorgänge im Organismus. Sie befasst sich mit den Rhythmen der Organe, wie z.B. dem Herz-, Atem- oder Hirnrhythmus, und mit deren Verhältnis zueinander. Zu Beginn des 20. Jahrhunderts galt in den Sanatorien ein ganzzahliges Verhältnis vom Herzrhythmus (Herzschläge pro Minute) zum Atemrhythmus (Atemzüge pro Minute) von vier zu eins als das Zeichen für einen erfolgreichen Kuraufenthalt. Die Wiedereintaktung der körpereigenen Rhythmen galt damals zu Recht als ein Maß für die Gesundung. Dieses Wissen ist heute nahezu verloren gegangen.

Umgekehrt ist eine Störung der Rhythmik wie durch Jetlag nach Langstreckenflügen für die Auslösung verschiedener Krankheiten verantwortlich. Das betrifft auch Personen, die regelmäßig in Spät- und Nachtschicht arbeiten oder die freiwillig Übernächtigungen infolge von Festivitäten eingehen. Auch der Glukosestoffwechsel unterliegt einer zeitlichen Rhythmik. Nach dem Essen wird in einem kurzen zeitlichen Abstand Insulin ausgeschüttet und der erhöhte Blutzucker wieder normalisiert. Bei einer Insulinresistenz ist diese Taktung gestört: Der Blutzucker bleibt erhöht. Tagsüber ist normalerweise das Insulin im Vergleich zum Glukagon dominant, nachts dagegen verhält es sich umgekehrt. Die Empfindlichkeit der Insulinrezeptoren zeigt ebenso einen zirkadianen Verlauf: Am Morgen ist sie relativ niedrig, steigt über den Tag an und nimmt gegen Abend wieder ab.

Die Entdeckung des zirkadianen Rhythmus

Der bekannteste Rhythmus ist der Tag-Nacht-Rhythmus (zirkadianer Rhythmus), dem eine enorme Bedeutung für die Regeneration in der Nacht und für die Leistungsfähigkeit am Tag zukommt. Ein kurzfristiges Schlafdefizit kann schon mal kompensiert werden, auf Dauer geht das jedoch nicht. Vor allem im Alter vertragen wir keine Übernächtigung, ein junger Mensch dagegen findet wesentlich schneller zu einer geordneten Rhythmik zurück. Wird über längere Zeit gegen den zirkadianen Rhythmus gelebt, so kommt es unweigerlich zu einem Leistungsabfall, zu vermehrter Müdigkeit, zu depressiven Verstimmungen, und im weiteren Verlauf drohen schwere körperliche Erkrankungen. Es ist medizinisch bedenklich, dass sich die allgemeine Schlafdauer in den letzten drei Jahrzehnten in Deutschland um über eine Stunde verkürzt hat. Ein Schlafmangel und Schlafstörungen sind mittlerweile in der Bevölkerung ein weitverbreitetes Leiden mit erheblichen gesundheitsschädlichen Folgen.

Für die Entdeckung der Steuerung der zirkadianen Rhythmik auf zellulärer und molekularer Ebene wurde im Jahre 2017 der Nobelpreis im Fach Medizin an Jeffrey Hall, Michael Rosbash und Michael Young vergeben. In ihren Forschungen fanden sie heraus, dass jede Zelle sogenannte Uhr-Gene und ein molekulares Uhrwerk besitzt, die durch verschiedene Faktoren beeinflusst werden. So verändert z. B. Kaffee die Uhr-Gene, indem Koffein ihre Tagesspanne verlängert, weshalb ein Kaffee am Abend länger wach macht. Für die Synchronisation der Uhr-Gene sind vor allem bestimmte Nervenzellen im Gehirn verantwortlich, die man als den suprachiasmatischen Nucleus (SCN) bezeichnet. Sie reagieren auf die unterschiedlichen Lichtsignale – hell-dunkel –, die über den Sehnerv eintreffen. Nachts bilden sie das sogenannte Periodenprotein, das tagsüber abfällt. Diese Taktung wurde bei

Hamstern, denen man den SCN entfernte, entdeckt – ohne ihren SCN wiesen die Tiere keine zirkadiane Rhythmik mehr auf.

In die Taktung kommen

Auch der Mensch ist evolutionsbiologisch durch das Tageslicht und die Dunkelheit der Nacht in seinen Rhythmen geprägt. So befinden sich der Stoffwechsel und auch die Verdauung tagsüber auf einem höheren Niveau als nachts. Allein aus diesem Grunde sollte am Tag gegessen werden und nicht spätabends oder gar in der Nacht. Eine späte, abendliche Mahlzeit wird nicht gut verdaut und verstoffwechselt. Der Glukosestoffwechsel wird ebenso erheblich gestört: Spätmahlzeiten führen zu höheren Blutzucker- und Insulinwerten und fördern somit die Entstehung einer Insulinresistenz und eines Typ-2-Diabetes. So fand der Wissenschaftler H. Oike heraus, dass eine Mahlzeit am Abend eine größere Wirkung auf die Bildung von Übergewicht hat als die gleiche Mahlzeit tagsüber.

Erschwerend kommt hinzu, dass nach einer verkürzten Schlafdauer das Hunger-Hormon Ghrelin verstärkt ausgeschüttet wird. Dadurch hat der Betroffene tagsüber ein größeres Hungergefühl und einen gesteigerten Appetit. Gleichzeitig kommt es nach einem Schlafdefizit zu einem Mangel an dem Sättigungshormon Leptin, was die vermehrte Kalorienaufnahme weiter anregt. Diese Situation wird verschärft, da tagsüber eine Mattigkeit und Antriebslosigkeit hinzukommt, die eine mangelnde körperliche Bewegung nach sich zieht. Von der am Vorabend zu viel zugeführten Glukose wird tagsüber deshalb wenig verbraucht. Eine späte Mahlzeit sorgt also nicht nur für die Zufuhr von zu viel Kalorien zur falschen Zeit, sondern führt durch den gestörten Tag-Nacht-Rhythmus nachweislich zu einem erhöhten Risiko für eine Insulinresistenz und einen Typ-2-Diabetes.

Das harmonische Miteinander und das geregelte Ineinandergreifen der verschiedensten kurz- und langwelligen Rhythmen im Organismus ist eine unabdingbare Voraussetzung für die Gesundheit und Leistungsfähigkeit des Menschen – auch für seinen Glukosestoffwechsel. Vor allem gilt es, den Tag-Nacht-Rhythmus als einen der wichtigsten Taktgeber für das gesamte Rhythmusgefüge des Körpers einzuhalten.

Tipps für die Umsetzung:

- Achten Sie auf eine ausreichende Schlafdauer.
- Gehen Sie tagsüber viel in die Natur, denn Tageslicht fördert die Ausschüttung des Schlafhormons Melatonin in der Nacht.
- Sorgen Sie für Dunkelheit und Ruhe im Schlafzimmer.
- Bewegen Sie sich tagsüber, denn körperliche Bewegung regt die Regeneration an und wirkt schlaffördernd.

Darm und Mikrobiom – eine schlaue Symbiose

Die Symbiose zum gegenseitigen Nutzen.
In der Medizin wurde der Darm lange Zeit fast ausschließlich unter dem Blickwinkel der Verdauung, der Nahrungsaufnahme und der Ausscheidung gesehen. Mittlerweile ist bekannt, dass ihm viele weitere, überaus wichtige Funktionen zukommen. So stellt die Darmschleimhaut eine bedeutende Barriere zwischen dem Darminhalt und dem Organismus dar. An ihr entscheidet sich, was in den Körper gelangen darf und was über den Stuhl ausgeschieden werden muss. Diese Auswahl wird durch das Immunsystem unterstützt, das in sehr großer Präsenz in der Darmwand lokalisiert ist und eindringende Bakterien sofort abfängt.

Im Darm leben schätzungsweise 800 Billionen Bakterien, die sich aus etwa 500–1000 unterschiedlichen Arten zusammensetzen. Darunter finden sich für die Gesundheit sehr vorteilhafte, aber unter Umständen auch sehr schädliche Bakterien. In ihrer Gesamtheit werden sie als das Mikrobiom bezeichnet. Inzwischen gilt es als erwiesen, dass dem Mikrobiom eine ganz wesentliche Bedeutung für die Intaktheit der Darmschleimhaut, für das Ausmaß der anfallenden Toxine, für das Immunsystem und für die Produktion hilfreicher Substanzen – letztlich für den gesamten Gesundheitszustand des Menschen – zukommt.

Intakter Darm = intakte Gesundheit

Ist die Barrierefunktion nicht intakt, so gelangen Toxine oder andere schädliche Substanzen aus dem Darm in den Blutkreislauf. Normalerweise halten sich die einzelnen Schleimhautzellen (Enterozyten) jeweils an den Nachbarzellen fest und dichten dadurch die Schleimhaut ab. Hierzu benötigen sie ausreichend Energie, sonst gehen die Verbindungen zwischen den Schleimhautzellen – die tight junctions – auf und der Zusammenhalt wird gestört. Bei einer nicht intakten Barrierefunktion spricht man in der Medizin von einem Leaky-Gut-Syndrom (Syndrom des undichten Darms). Dadurch gelangen Toxine und Zerfallsprodukte von Darmbakterien, sogenannte Lipopolysaccharide, über die Darmwand ins Blut und letztlich in den Körper. Alle diese Fremdstoffe bewirken eine Autointoxikation (Selbstvergiftung) und eine *silent inflammation* (stille Entzündung). Ein Leaky-Gut-Syndrom kann auf diese Weise unterschiedlichste Erkrankungen auslösen.

Das Mikrobiom und die Integrität der Darmschleimhaut unterliegen vielfältigen Einflussfaktoren. So führt eine Antibiotikatherapie immer zu einem massenhaften Sterben von Bakterien im Darm und dadurch zu negativen Veränderungen im Mikrobiom. Eine Verminderung der Magensäure bei dauerhafter Einnahme von sogenannten Magenschutztabletten (Protonenpumpenhemmer) kommt es zu einer unvollständigen Eiweißverdauung (Fleisch, Fisch usw.) mit Fäulnisprozessen im Dickdarm. Diese verändern das Mikrobiom, schädigen die Schleimhaut und stellen eine enorme Quelle für Toxine wie Indol, Kresol, Skatol, Kadaverin, Ammoniak usw. dar. Vor allem das Ammoniak wirkt zelltoxisch, da es in den Körperzellen die Energiebildung lähmt. Dies führt bei Herz- und Hirnzellen mit ihrem hohen Energiebedarf zu erheblichen Beeinträchtigungen, wie körperliche und geistige Leistungsminderung, rasche Erschöpfung und verstärkte Müdigkeit. Neben einer gestörten Eiweißverdauung führt auch ein vermehrter Verzehr von zu viel schnellen Kohlenhydraten durch Vergärungsprozesse im Dickdarm zu negativen Veränderungen der Schleimhaut.

Für den Nachweis eines Leaky-Gut-Syndroms stehen verschiedenste Laborparameter wie Zonulin, I-FABP oder alpha-1-Antitrypsin zur Verfügung. Stuhluntersuchungen auf die unterschiedlichen Keime, auf Pilze, auf den pH-Wert usw. werden zur Beurteilung des Mikrobioms durchgeführt. Eine diagnostische Abklärung des Darms ist bei allen chronischen Erkrankungen und auch nach jeder Antibiotikatherapie dringend zu empfehlen. Auch bei krankhaften Veränderungen sollte dringend eine Darmsanierung durchgeführt werden.

Die spezielle Funktion des Insulins im Darm

Die Bedeutung der Darmbakterien und der Darmschleimhaut für die Gesundheit wird durch zahlreiche wissenschaftliche Untersuchungen zunehmend besser verstanden – und das betrifft auch den Glukose- und Insulinstoffwechsel. So wurde herausgefunden, dass Insulin in den Schleimhautzellen des Darms die Regeneration und damit eine intakte Darmbarriere fördert. Insulin hat hier eine ganz andere Wirkung: Es aktiviert über Insulinrezeptoren spezielle Gene, die für die Ausbildung der *tight junction* – also für das gegenseitige Festhalten – verantwortlich sind. Bei einer Insulinresistenz werden diese Gene jedoch nicht mehr aktiviert, bleiben weitgehend stumm geschaltet und erfüllen ihre Funktion nicht mehr. Eine Insulinresistenz birgt somit die Gefahr eines Leaky-Gut-Syndroms mit all seinen krank machenden Auswirkungen.

In einer anderen Studie wurde bei insulinresistenten Patienten der Stuhl auf vorhandene, unverdaute Kohlenhydrate und auf die Zusammensetzung des Mikrobioms untersucht. Je ausgeprägter die Insulinresistenz war, desto mehr fand sich Glukose und Fruktose im Stuhl. Bei Probanden ohne Insulinresistenz fand sich dagegen keine Glukose und Fruktose im Stuhl, dafür viele Bakterien der Art *Alistipes indistinctus.* Diese Bakterien verspeisen selbst gerne Glukose und Fruktose. Sie sorgen somit nach einer Mahlzeit für einen geringeren Anstieg des Blutzucker- und des Insulinspiegels. Es zeigt sich folglich, dass die Zusammensetzung des Mikrobioms sogar einen gewissen Einfluss auf den Glukosestoffwechsel hat.

Forscher der Universität Kopenhagen fanden heraus, dass Patienten mit einem Typ-2-Diabetes eine deutlich höhere Anzahl schädlicher Darmbakterien in ihrem Mikrobiom aufwiesen als gesunde Probanden. Eine Ernährung mit viel schnellen Kohlenhydraten hat eine ungünstige Wirkung auf die Zusammensetzung der Darmbakterien bis hin zu einer Vermehrung von Pilzen im Darm. Ein gestörtes Mikrobiom beeinträchtigt auch die Leber, die mit entzündlichen Veränderungen und mit einer zunehmenden Insulinresistenz einhergeht. Deshalb sollten bei einer Insulinresistenz und bei einem Typ-2-Diabetes immer eine Diagnostik des Darms und bei Bedarf eine entsprechende Darmsanierung durchgeführt werden.

Die Sanierung des Darmmilieus erfordert immer eine Umstellung der Ernährung auf eine gesunde LOGI-Ernährung. Zusätzlich ist es empfehlenswert, eine Säuberung des Darms durch die Einnahme von Bittersalz (Magnesiumsulfat), durch Einläufe oder eine Colon-Hydro-Therapie unter fachlicher Anleitung durchzuführen. Weiterhin hat sich die Einnahme von Natur-Zeolith bewährt, der im Darm z. B. Ammoniak und Schwermetalle bindet und diese über den Stuhl ausführt. Die Entgiftung kann durch die Einnahme von Algenpräparaten weiter unterstützt werden. Nach einer etwa 14-tägigen Vorbereitung können dann entsprechende Darmbakterien (Probiotika) eingenommen werden. Eine der Gesundheit zuträgliche Darmflora gedeiht am besten im sauren Bereich bei einem pH von 5,8–6,5, weshalb die Zufuhr von milchsauren Produkten sehr vorteilhaft ist.

Nach der Darmsanierung kann man sich aber nicht zurücklehnen, da gilt es, den Darm und damit das Mikrobiom weiterhin im Blick zu behalten, denn: Viele Faktoren haben einen Einfluss auf das Mikrobiom. Die Ballaststoffe im Gemüse und Salat fördern zum Beispiel die Vermehrung der positiven Bakterienstämme. Diese produzieren aus wasserlöslichen Ballaststoffen (Beta-Glucane) Buttersäure und Milchsäure, die den Darmzellen als Energiequelle dienen. Neben den kurzkettigen Fettsäuren produzieren sie weitere wertvolle Substanzen wie verschiedene Aminosäuren, Vitamine und Botenstoffe. Aktuelle Studien ergaben, dass bei Patienten mit einem Typ-2-Diabetes nach einer zweimonatigen Therapie mit Probiotika der Blutzuckeranstieg nach dem Essen geringer war als vor der Therapie. Das Mikrobiom entscheidet demnach mit, wie Lebensmittel den Blutzucker- und den Insulinanstieg nach dem Essen beeinflussen.

Heiko befreit sich aus der Glukose- und Insulinfalle

Der überraschend festgestellte Typ-2-Diabetes von Lena beschäftigte ihre ganze Familie. Ihr Mann Heiko und sie hatten sich gesund gefühlt und waren nun verunsichert. Hinzu kam, dass ein Arbeitskollege von Heiko überraschend mit 60 Jahren an einem Herzinfarkt verstorben war. Heiko wusste von dem Verstorbenen, dass er übergewichtig gewesen war und ein erhöhtes Cholesterin, einen leichten »Zucker« und einen hohen Blutdruck gehabt hatte. Heiko war alarmiert. Im Büro hatte der Kollege regelmäßig seine Medikamente eingenommen – er schien alles im Griff zu haben. Und jetzt das überraschende Ableben. Auch Heiko hatte einen hohen Blutdruck, ein erhöhtes Cholesterin und ein sichtbares Übergewicht. Nachdem Lena ihm von unserer »Sprechstunde« erzählt hatte, beschloss Heiko, aktiv zu werden.

Er ging zum Hausarzt und ließ seinen gesundheitlichen Zustand gründlich überprüfen. Zu seinem bekannten hohen Blutdruck, dem erhöhten Cholesterin und dem Übergewicht kamen zu seiner Bestürzung nun noch ein Prädiabetes, eine Fettleber mit bereits entzündlichen Veränderungen und leichte Herzrhythmusstörungen hinzu. Für all das gab es ein Medikament. Doch diese Lösung war für Heiko nicht zufriedenstellend. Ihm war bewusst, dass sein Alltag dauerhaft von zu viel Stress bestimmt war, was sich in einer ungesunden Ernährung mit Übergewicht und einem schwerwiegenden Bewegungsmangel niedergeschlagen hatte. Wie Lena war er der Ansicht gewesen, dass ihre Ernährung ausgewogen und gesund sei. Schließlich aßen sie doch oft Salat und Gemüse! Aber warum lief dann bei ihnen beiden der Stoffwechsel aus dem Ruder? Irgendwo musste es einen Haken oder mehrere Haken geben, die es zu beseitigen galt.

Ich lud die beiden zu einem meiner Vorträge über einen gesunden Stoffwechsel ein. Nun erkannten sie, dass sie in der Falle der dauerhaften Glukose- und Insulinerhöhung saßen. Das plötzliche Ableben seines Arbeitskollegen ständig vor Augen, begann Heiko, meine Therapie-Bausteine nach und nach umzusetzen. Am leichtesten fiel es ihm, für mehr körperliche Bewegung in seinem Alltag zu sorgen. Er legte sich einen Schrittzähler zu und achtete akribisch darauf, jeden Tag 10 000 Schritte zu gehen. Fehlten abends noch 800 Schritte, so ging er eben noch zweimal um den Block. Mit der Zeit unternahm Heiko öfter Wanderungen, begann mit kleinen Waldläufen und im Sommer mit Fahrradfahren und Schwimmen. Der Schrittzähler wurde mit der Zeit fast überflüssig, da er seine vorgegebene Schrittzahl regelmäßig bei Weitem übertraf. Auch für seine Oberkörpermuskulatur wollte er etwas tun und baute zunehmend Kraftübungen in sein Bewegungsprogramm ein. Heiko setzte konsequent sein Fitnessprogramm – trotz anfänglichem Muskelkater, schlechtem Wetter oder mangelnder Zeit – täglich um. Schnell stellte er die ersten positiven Veränderungen fest: Seine körperliche Leistungsfähigkeit war deutlich gestiegen, seine Einschlafstörungen waren weg und er fühlte sich nach der Nachtruhe besser regeneriert. Viel energiegeladener konnte er in den Tag starten.

Das tägliche Bewegungsprogramm, das wusste Heiko, leistete bereits einen wesentlichen Beitrag zur Normalisierung seines Glukose- und Insulinstoffwechsel: Glukose wurde in seinen Muskelzellen vermehrt verbraucht, woraufhin weniger Insulin benötigt wurde. Ebenso begann Heiko gleichzeitig auch konsequent, seine Ernährung umzustellen. Er wollte dauerhaft abnehmen. Dabei war er sich bewusst, dass er dieses Mal komplett anders vorgehen musste, denn zu oft hatte er in der Vergangenheit schon vergeblich versucht abzunehmen. Immer war es sehr mühsam, wenig effektiv und nicht anhaltend gewesen. In relativ kurzer Zeit war er stets wieder bei seinen 102 Kilogramm und einem BMI von knapp über 30 angelangt.

Heiko hatte nun verstanden, dass einfach nur weniger Kalorien zu sich zu nehmen auf Dauer eben nicht die Lösung ist. Er war sich bewusst, dass er dieses Mal seinen gesamten Stoffwechsel grundlegend normalisieren musste. Dabei war es das Wichtigste, seinen Körper aus der andauernden, krank machenden Glukose- und Insulinerhöhung zu befreien. Nur so würde er seinen Fettabbau und seine Fettverbrennung überhaupt erst wieder anwerfen können. Und nur auf diese Weise würden seine Fettpolster abschmelzen und seine Zellen konsequent auf die Verbrennung von Fettsäuren zu ihrer Energiebildung umstellen.

Heiko begann nun auch einen neuen Ernährungsplan konsequent umzusetzen. Mithilfe der LOGI-Ernährung hielt er seine Glukose- und Insulinkurve flach. Als Erstes gab es deshalb für ihn keine Süßigkeiten, keine Süßgetränke und keine Weißmehlprodukte mehr. Zum Trinken kam ein gutes Wasser oder ungesüßter Tee auf den Tisch. Seinen Kaffee nahm er nun ohne Zucker zu sich. Er wusste, dass sich seine geliebten Frühstücksbrötchen oder die Pasta zu Mittag in seinem Organismus ähnlich fatal auswirkten wie Süßigkeiten. Zunächst stellte er deshalb auf Vollkornbrot um. Zusätzlich reduzierte er die Anzahl der Brotscheiben und belegte dafür die einzelnen Scheiben des Vollkornbrotes mit mehr Käse, Quark oder Biowurst als üblich. Auf seinem Speiseplan fanden sich nun Fisch oder Fleisch aus Bio-Qualität mit Gemüse und Salat. Beilagen wie Nudeln, Reis, Kartoffeln oder Brot ließ er meist weg. Hinzu kamen vermehrt vegetarische Gerichte, ebenfalls ohne die erwähnten Beilagen. Verspürte er mal Hunger, so nahm er ein paar Nüsse zu sich. Durch diese Ernährungsweise gelang es Heiko nach den Mahlzeiten, einen überhöhten Glukose- und Insulinanstieg zu vermeiden.

Nach der erfolgreichen Umstellung seiner Ernährung begann er noch das Intervallfasten zu praktizieren, das er an drei Tagen die Woche durchführte. An diesen Tagen legte er eine 16-stündige Essenspause ein. Nur in den restlichen acht Stunden fanden seine Mahlzeiten statt bzw. gab es überhaupt etwas zu essen.

Anfänglich kamen Heiko die sechzehn Stunden »nichts essen« recht lang vor. In der praktischen Umsetzung zeigte sich jedoch, dass in der 16-stündigen »Nüchtern-Phase« auch acht Stunden Nachtschlaf enthalten sind. Am besten gelang Heiko das Intervallfasten, wenn er an diesen Tagen einfach auf das Frühstück oder auf das Abendessen verzichtete. Damit schaffte er es, sich das Aushalten eines Hungergefühls wieder anzutrainieren und gleichzeitig die Vorteile des Hungermodus mitzunehmen.

In den Hungerphasen musste Heikos Organismus von der Verbrennung von Kohlenhydraten auf die Verbrennung von Fetten umstellen. Das fiel ihm infolge seiner vorherigen andauernden kohlenhydratlastigen Ernährung zunächst schwer. Sein Hungergefühl war anfänglich heftig, nach ein paar Tagen war es jedoch kein Problem mehr: Heiko hatte seine Fettverbrennung wieder in Gang gebracht und eintrainiert.

Nach drei Monaten stellte sich Heiko zur Kontrolle beim Hausarzt vor. Er hatte in dieser Zeit sechs Kilogramm an Gewicht abgenommen. Bei der Kontrolle mit der BIA-Messung (Bioimpedanz) zeigte sich ein deutlich geringerer Fettanteil an seinem Körpergewicht, während der Anteil der Muskulatur zugenommen hatte. Das war positiv: Heiko war zwar immer noch übergewichtig, aber sein Körper hatte in den zurückliegenden drei Monaten Fett ab- und Muskulatur aufgebaut. Seine Blutzuckerwerte lagen im Normbereich, das Cholesterin war weit abgesenkt und der Blutdruck zu niedrig. Die Empfehlung des Hausarztes lautete: Heiko solle alle Medikamente reduzieren. Und wenn er so weitermache, könne er in naher Zukunft alle Medikamente absetzen. Mit diesem Ergebnis wurde Heiko darin bestätigt, dass er den richtigen Weg eingeschlagen hatte. Er war noch nicht am Ziel, aber auch nicht mehr weit entfernt: von einem Leben ohne Medikamente, mit einem gesunden Stoffwechsel.

Notwendige Veränderungen und Perspektiven

Das Deutsche Ärzteblatt vom 15. September 2023 berichtete, dass die allgemeine Lebenserwartung in Deutschland in den letzten drei Jahren jeweils um mehrere Monate gesunken sei. Das deutet auf eine Trendumkehr in der allgemeinen Lebenserwartung hin, die sicherlich viele Gründe hat. Ein wesentlicher Grund ist die heute weitverbreitete Multimorbidität (Mehrfacherkrankungen) im Alter. Dabei spielen die Insulinresistenz und der Typ-2-Diabetes mit seinen Folgeerkrankungen eine bedeutsame Rolle.

In diesem Zusammenhang ist eine Studie von Paul Clayton und Judith Rowbotham, »How the mid-Victorians worked, ate and died« (dt.: Wie die mid-Victorians arbeiteten, aßen und starben), sehr interessant. Die beiden Forscher analysierten die Krankheiten und die allgemeine Lebenserwartung der englischen Bevölkerung im Zeitraum von 1850–1880 (Viktorianisches Zeitalter). Die Analyse der Lebenserwartung ergab Folgendes: Wer damals das 5. Lebensjahr überlebt hatte, wurde im Durchschnitt so alt wie heute oder sogar noch älter. Dabei ist interessant, dass nur zehn Prozent der älteren Menschen – im Vergleich zu 90 Prozent heute – von Zivilisationskrankheiten betroffen waren. Das bedeutet im Umkehrschluss, dass durch eine andere Lebens- und Ernährungsweise die heute so zahlreichen Zivilisationskrankheiten zu einem großen Teil vermeidbar wären.

Überfluss und Not haben sich in der Geschichte der Menschheit immer abgewechselt. Heute fehlt dieser Wechsel. Durch den Wohlstand sind die modernen Menschen gewissermaßen in eine Einbahnstraße geraten: Fettreserven werden aufgebaut und nicht mehr abgeschmolzen. Unsere Vorfahren konnten locker von der Energieversorgung von außen auf die Energieversorgung von innen umschalten und waren dadurch längere Zeit autark. Diese Stoffwechselflexibilität – bei Nahrungskarenz schnell auf die Fettverbrennung umzuschalten – hat der moderne Mensch durch den andauernden Verzehr von schnellen Kohlenhydraten verloren. Wird diese Problematik nicht verstanden und nicht angegangen, dann wird gewissermaßen der moderne Mensch mit seiner erworbenen Fehlanpassung an die jederzeit verfügbaren schnellen Kohlenhydrate in der Medizin das Modell für den vermeintlich »gesunden Menschen«. Wird der Verlust der Stoffwechselflexibilität nicht erkannt, so bedeutet dies eine Kapitulation vor der aktuellen ernährungsbedingten Fehlentwicklung.

Es darf nicht länger untätig zugeschaut werden, wie die Anzahl der Patienten mit einer Insulinresistenz und einem Typ-2-Diabetes immer weiter ansteigt. In der Gesundheitspolitik, in der Gesundheitserziehung und im Alltag von jedem Einzelnen muss diese Problematik eine viel stärkere Rolle spielen. Das Wissen ist da, es muss jedoch umgesetzt werden, um von der Nachsorge hin zu einer Vorsorge zu gelangen. Dazu ist im Gesundheitssystem eine deutlich stärkere Hinwendung zur Prävention erforderlich, die vor allem bei Kindern und Jugendlichen beginnen muss. Mit Ernährungs- und Bewegungslehre im Schulunterricht, mit Qualitätsstandards für Kita- und Schulspeisungen, mit mindestens einer Stunde Sport pro Unterrichtstag. An Kinder gerichtete Lebensmittelwerbung für nachweislich ungesunde Produkte muss verboten werden. Weiterhin muss im Gesundheitssystem die Eigenverantwortung stärker verankert und auch belohnt werden. Denn letztlich entscheidet jeder selbst, ob er die Chance ergreift, die Insulinresistenz und den Typ-2-Diabetes zu vermeiden oder zu heilen.

Der Arzt allein kann die Insulinresistenz, den Typ-2-Diabetes und das Metabolische Syndrom nicht heilen. Er kann den Patienten jedoch beraten und anleiten, sich selbst zu heilen – indem der Patient das korrigiert, was ihn krank gemacht hat. Das geht nur mit einer Lebensstiländerung, vor allem mit einer artgerechten Ernährung und ausreichend Bewegung, denn nur auf diese Weise sind die Insulinresistenz und der Typ-2-Diabetes zu heilen.

Anhang

Empfohlene Literatur

Bänzinger, E.; Schmiedel, V. & Nehls, M. (2017). *Demenz vorbeugen – mediterran essen.* Fona Verlag.

Berg, F. van den (2022). *Angewandte Physiologie, Das Bindegewebe des Bewegungsapparates verstehen und beeinflussen.* Thieme Verlag, Stuttgart.

Brockamp, Ch. et al. (2023). *Partizipative Entscheidungsfindung, Diagnostik und medikamentöse Therapie bei Typ-2-Diabetes.* Deutsches Ärzteblatt, Jahrgang 120, Heft 47.

Bühring, U. (2014). *Lehrbuch der modernen Heilpflanzenkunde: Grundlagen, Anwendung, Therapie.* Haug Verlag.

Despeghel, M. & Heufelder, A. (2006). *Ran an den Bauch! Die unterschätzte Gefahr: Warum schon ein kleiner Bauch Gesundheit, Power und Lebenslust raubt. Und wie Sie ihn endgültig loskriegen!* GU.

Dickreiter, B. (2021). *Arthrose ist heilbar.* Kosmos Verlag, Stuttgart.

Dickreiter, B. (2019). *Chronisch gesund statt chronisch krank.* Heyne Verlag, München.

Heilmeyer, P. & Richter, H.-J. (2009). *Gesund durch Stress! Wer reizvoll lebt, bleibt länger jung*! Systemed Verlag, Lünen.

Heine, H. (2006). *Lehrbuch der biologischen Medizin: Grundregulation und Extrazelluläre Matrix.* Haug Verlag.

Hentschel, J. & Plattner, H. (2017). *Zellbiologie.* Thieme Verlag, Stuttgart.

Inchauspé, J. (2022). *Der Glukose-Trick.* Heyne Verlag, München.

Klopp, R. (2007). *Mikrozirkulation im Focus der Forschung.* Mediquant Verlag.

Lessing-Grünwald, W. (2020). *Vorbeugend, heilend, stärkend. Wirkungen der kaskadenfermentierten Regulatessenzen auf den Organismus.* MED-IN-MIND GmbH.

Lipton, Bruce H. (2016). *Intelligente Zellen. Wie Erfahrungen unsere Gene steuern.* Koha-Verlag.

Miller, W. (2007). *Quelle des Lebens: Enzyme: Wie sie wirken und helfen.* Zuckschwerdt Verlag, München.

Nazarov, V. (2013). *Konstruktion des Lebens.* Selbstverlag.

Nehls, M. (2022). *Das erschöpfte Gehirn. Der Ursprung unserer mentalen Energie – und warum sie schwindet.* Heyne Verlag, München.

Pischinger, A. (1975). *Das System der Grundregulation.* Neubearbeitung Hartmut Heine, 2004. Haug Verlag.

Reitz, M. (2006). *Die Chaos-Zellen: Biologie der Krebserkrankung,* S. Hirzel Verlag, Stuttgart.

Rensing, L.; Koch, M.; Rippe, B. & Rippe V. (2013). *Mensch im Stress. Psyche, Körper, Moleküle.* Springer Verlag, Berlin.

Richert, K. (2018). Stopp Diabetes. *Das Praxisbuch: Mit Ernährungs- und Bewegungsplänen als konkreter Einstieg in die LOGI-Methode – für ein besseres Leben mit Diabetes.* Systemed Verlag, Lünen.

Rimpler M. & Bräuer, H. (2004). *Matrixtherapie: Fachbuch für naturheilkundlich orientierte Therapeuten und Apotheker.* Verlag Eugen Ulmer, Stuttgart.

Rohracher, H. & Inanaga, K. (1969). *Die Mikrovibration, ihre biologische Funktion und ihre klinisch-diagnostische Bedeutung.* Huber Verlag, Bern.

Sung, Ch.-Ch.; Liao, M.-T.; Lu, K.-Ch. & Wu, Ch.-Ch. (2012). *Role of vitamin D in insulin resistance.* J Biomed Biotechnol., 3. September.

Wagner, G.; Lehrl, S. & Irmler, B. (2020). *Neurotrition – Die richtige Ernährung für einen höheren IQ.* Eubiotika Verlag.

Walle, H. (2018). *Ernährungstherapie der nichtalkoholischen Fettleber.* Ernährung & Medizin, 2018, 33. Jahrgang: Seite 111–118.

Walle, H. & Worm, N. (2008). *Leicht abnehmen! Geheimrezept Eiweiß.* Systemed Verlag, Lünen.

Walle, H. (2023). *Interdisziplinäre Adipositas-Therapie,* EHK 2023,72: 169–174, Thieme Verlag, Stuttgart.

Yudkin, J. & Lustig, R. (2014/2016). *Pur weiß tödlich: Warum der Zucker uns umbringt – und wie wir das verhindern können.* Systemed Verlag, Lünen.